精准饮食抗癌智慧

畅销书《癌症只是慢性病：何裕民教授抗癌新视点》
《生了癌，怎么吃：何裕民教授饮食抗癌新视点》
著者最新力作

U0101321

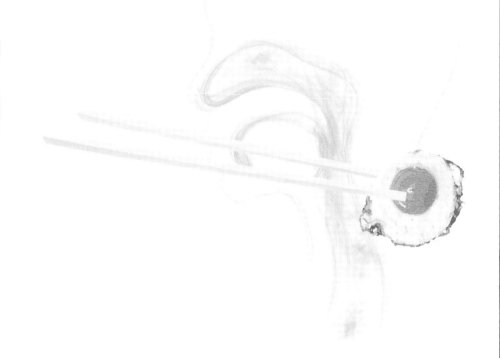

生了鼻咽癌，怎么吃

主　审：何裕民　　主　编：孙丽红　　王立国

副主编：陈秋月　　田瑞菁

编　委：孙娜娜　　洪　丽　　蹇妮彤

CTS | K 湖南科学技术出版社
· 长沙 ·

序

　　孙丽红与王立国两位博士主编的《生了鼻咽癌，怎么吃》问世了，十分宽慰，欣然作序，并表祝贺。

（一）

　　该书主编之一的孙丽红教授，是笔者多年前指导的在职博士生。她原本是医科大学医疗系毕业，已在上海中医药大学从事与饮食健康相关的教学工作，却醉心于肿瘤与饮食关系的深入探究，欲进一步提升，所做的博士研究课题就是常见癌种与吃的关系。当时，对此类话题感兴趣者很少。读博期间，她开创性地进行了实证研究，得出了令人瞩目的结论，可指导芸芸众生从治疗走向康复。博士毕业后她便一直在从事营养学教研工作，同时在全国各地奔走、研究、讲学及科普饮食抗癌知识，希望通过饮食调控来帮助百姓防范肿瘤，远离癌症，更好地康复。她的实证研究弥补了国内相关研究的空白，多年来一直是这一领域的佼佼者、引领者及影响广泛的倡导者，特别是她还致力于现代媒体（包括各地电视台等）的科普宣传，让普罗大众知晓相关知识的同时，也使她成为了该领域的"网红"。

　　王立国博士也是我的博士研究生，他认真细腻且好钻研，特别执着于临床诊疗。毕业后曾经在中医药大学从事教学工作，因为对临床的偏爱，坚决要求回归临诊，多年下来，临床经验丰富，在患者中口碑甚佳。他与师姐孙丽红博士合作，共同主编了《生了鼻咽癌，怎么吃》，可以说是营养学与临床医疗双界专家的珠联璧合，呼应匹配，确实可为诸多鼻咽癌患者提供明确的饮食及康复指导。

（二）

鼻咽癌是个临床并不少见的癌症。尽管我们的统计只有580多例，但实际上有很多早先的鼻咽癌患者没有统计在内（我们的临床统计始自 2009 年）。非常有意思的是，尽管此癌临床不少见，并因其多见于中国广东等沿海地区而被称之为中国癌，但关于鼻咽癌的发病原因，人们知之不多。普遍认为它和广东人喜吃腌鱼的习惯有关，与 EB 病毒感染有关，一定程度还与常见的早期鼻咽部感染、慢性炎症，如过敏性鼻炎、慢性咽炎、中耳炎等有关，其他因素便知之不多了。因此，对于此癌，现仍缺乏一些很好的防范办法。鼻咽癌的治疗都是以放疗为主的，放疗结束后患者痛苦不少。有些有淋巴转移的患者还需要化疗。

鼻咽癌本身很少进行手术，但许多患者鼻咽癌的病灶都深及鼻底部的颅骨，很容易转移到颅脑及脑内，临床上转移到脑的概率不小，治疗比较棘手。因此，鼻咽癌值得高度重视。

（三）

通过本书两位主编的努力，书中已揭示影响鼻咽癌中一些高发的人们常常忽略的因素——如可能与中国人某些人群中的基因表达有一定关系，且与诸多鼻咽、口腔、耳道等慢性炎症之间存在着错综的关联性；并介绍了如何鉴别防范鼻咽、口腔、耳道等部位慢性炎症的方法、技巧等，以免它发展成为鼻咽癌。这些，对人们防范鼻咽癌来说非常重要。书中还介绍了我的一些案例，提示某些EB病毒阳性患者可以通过中医药调理，加上体能锻炼等，帮助促使转阴；转阴后可大大减少鼻咽癌的发病率及复发率。由此说明了防范此癌应从控制炎症、EB病毒转阴做起。

就目前仅有的经验来看，鼻咽癌放疗、化疗的同时，加强饮食行为调整非常关键。对此，本书提供了充足的临床案例及实际操作方法，有现实的指导价值。因此，鼻咽癌的高危人群，包括福建及广东沿海鼻咽癌高发地区者，以及很多慢性鼻炎患者，欲防范此癌，本书的许多方法和措施，值得特别重视。

（四）

鉴于鼻咽癌病因的隐蔽性，故临床上凡新见鼻咽癌患者，尤其是非高发地区的鼻咽癌患者，笔者常会特别关注，仔细询问其发病前的情况。的确发现有不少此病患者在发病前曾有过严重过敏性鼻炎、慢性鼻炎、鼻窦炎、副鼻窦炎，包括中耳炎等。因此，似乎可从现象学层面，揭示控制鼻咽、口腔、咽喉及耳道慢性炎症是防范本病的重要措施之一。过敏性鼻炎及慢性鼻炎、副鼻窦炎等临床十分常见，不可小觑，需积极治疗防范。其实，像这些局部炎症的中医药调整，效果是不错的。笔者 20 多年前曾接受日本大学资助，进行过敏性鼻炎的国际合作研究（日本当时称过敏性鼻炎为"花粉症"，很是常见），得出一些结论。至少长期中医药治疗，并加强锻炼等，对改善其症状，控制炎症发展等是有好处的。控制了炎症，可阻断其向鼻咽癌发展。可惜这一步工作我们没有深入下去，仅仅是理论上推导。因为已有研究非常明确，持续的慢性炎症很多情况下是癌前病变。胃、肠、肝、肺等炎症皆是如此。

对鼻咽部、口腔及耳道的慢性炎症需积极治疗，可以中医药治疗为主（现代医学对此类炎症缺乏有效手段），患者还需加强锻炼，包括有氧呼吸锻炼等都很重要。其中，有效措施包括游泳、走路、慢跑等，不能轻视这些措施。同时，对慢性鼻炎者，加强每天早晨冷热水交替洗鼻，刺激鼻腔，增强局部抵抗力，也是重要的措施之一。这个措施虽很简单，但持之以恒，临床有改善作用。

（五）

我们还注意到一些鼻咽癌临床现象值得重视，如很多年轻的鼻咽癌患者中，存在着过食肥甘和长期吃烧烤等垃圾食品、致炎食品等的特点。

十多年前，笔者接受了一对夫妇的求助：他们的独生子20 岁上下，却已是鼻咽癌晚期，全身转移。我觉得很纳闷，他们是宁波人，在家很少吃咸鱼，也没其他危险因素，宁波本不是本癌的高发区；我追根刨底后了解到（该男孩我自始至终没见过，因为已全身骨转移，都是其父母代诊的），该男孩家境优渥，从小受宠，从小在国内就是以肯德基、麦当劳、比萨为主餐；16 岁去国外留学，仍然天天以这些为主餐，结果 20 岁前后出现鼻血，国外医院一查，鼻咽癌晚期，医生惊呆了，这年龄患鼻咽癌晚期，非常少见。之后送回国内救治，在笔者这里配合治疗了三四个月后失联了，应该是去世了。笔者没法确定就是肯德基、麦当劳惹的祸，但这些饮食习惯与她的鼻咽癌发生有因果关系。不久后，连续在常州、宁波等多地好几位年轻患者中发现类似情况，孩子都差不多大小，也就二十来岁，正餐就是肯德基、麦当劳。基于这些事实，笔者认为在鼻咽癌的年轻患者中，此类烧烤、油炸食品逃脱不了瓜葛。大家知道肯德基、麦当劳被海外称为垃圾食品，其实是致炎食品。可能这些患者本身就有局部炎症存在，而好吃且加有大量调味品、重油、重盐的肯德基、麦当劳、比萨等，又促使了炎症的加重及发展。我接触的年轻鼻咽癌患者中，有这类饮食史的，不下十例。因此，过食肥甘、长期吃烧烤等垃圾食品、致炎食品等也是值得重视的危险因素。

当然，抽烟也与鼻咽癌的发生关系密切，对此，无须赘述。

（六）

长期临床中，我们注意到同系鳞癌为主的鼻咽癌和食管癌人群，个性特征差异非常明显。食管癌患者往往性急又焦躁；但鼻咽癌患者往往谨慎拘泥，生性胆小，特别敏感、细腻，两者有着典型的差异。笔者猜测可能是因为鼻咽癌患者本身就生性拘谨，生性拘谨的人更容易出现过敏现象。鼻咽癌和过敏性鼻炎间有着某种因果关联性，似可为证。此外，鼻咽癌患者以放疗为主，剂量常常较大，做完后往往脸部变形、变丑，且说话鼻音很重；食管癌患者尽管也常放疗，但平素外表看不出异常。因此，脸部有些丑态、说话鼻音重等也可能是导致鼻咽癌患者拘谨敏感的内在因素之一。当然，这些只是猜测。鼻咽癌患者往往存在着迷走神经张力过高等临床现象，帮助他们疏解内心压力，调控情绪，指导他们学会释放十分重要。

（七）

作为难治性鳞癌，鼻咽癌的复发率很高。鼻咽癌复发后化疗效果不太好，只能再次放疗。一般来说，同一部位不可以做第二次放疗。故再次放疗后对鼻咽癌患者损伤更严重，后果非常可怕。笔者曾看过一位武汉患者，年龄和笔者相仿，他一看到笔者，就拉着笔者的手，眼角里吧嗒吧嗒直掉眼泪；他已不会说话了；他老婆在旁边说，她每天的工作就是用小勺（家庭用来勺味精、盐的小勺），一早起来给他喂食，一小勺，一小勺。那小勺最多几粒米。因此，他一天的工作就是不断地吃，因为无法张口，喝水也是这样子，导致整个脸部严重变形，痛苦不堪……因此，鼻咽癌患者一定要注意防范转移复发；且该癌症本身又非常容易转移到脑部。需强调第一时间彻底治疗；然后，坚决长时间坚持用中医药巩固，后者也非常关键。十几年、二十几年后复发的，并非少数。但坚持中医药学巩固，常常可以收获持久疗效。

笔者有个印象深刻的早年患者，姓言，当时也就四十多岁，是搞声乐的，长得挺漂亮、挺清秀的。她接连在笔者处看了五年多，几乎一次都不落下。五年后她出国去了加拿大，笔者也忘记了她。多年后的一天，突然有一位脸部变形十分严重的女子站在笔者诊桌旁，冲着笔者示意，笔者始终认不出她，因为她的脸部已严重变形。结果她写下了名字，言某！笔者才联想起她，见到此时的她不禁感慨万千。她非常后悔出国，因为出国前长期中医药调理，放疗的副作用并不明显。现完全"变脸"了！对爱美的女性来说，这打击该有多大啊！其实，放疗后局部组织瘢痕化，脸部肌肉不断坏死，无法再生，且不断收缩、萎缩，致使局部变形越来越严重。而中医药至少可以减缓变形速度，在一定程度上控制脸部肌肉的收缩等。因此，鼻咽癌患者须坚持长期治疗，既控制转移复发，又帮助减缓脸部变形。

除了中医药治疗外，鼻咽癌患者还须不时地上下叩齿，不时地咬动一下脸上的咀嚼肌，有意识地运动脸部肌肉，让肌肉尽可能地在活动中减缓萎缩退化程度。有时候，笔者还会主张经常嚼嚼口香糖，借此以运动脸部肌肉群。这是我们的经验之谈，仅供各位参考、效仿。

总之，孙丽红、王立国两位博士写的这本《生了鼻咽癌，怎么吃》介绍了很多值得鼻咽癌患者及家属们参考的技巧及康复方法等，大家可以参照选用，相信选用后一定会有体会，收获满满的。故此书对需要者来说，定是开卷有益。

上海中医药大学教授、博士生导师
中华医学会心身医学分会前任会长　何裕民
中国健诺思医学研究院创始人
2022 年 9 月 3 日

前言

　　我们两位主编都是何裕民教授带教的博士生。孙丽红老师长期从事癌症与饮食的研究，读博期间在导师何裕民教授（即本书的主审）的指导下，进行了肿瘤患者饮食与康复方面的研究，并随何裕民教授门诊诊疗癌症患者多年，颇有体会。孙丽红老师还一直致力于癌症患者的饮食科普，通过讲座、微信公众号、报刊、电视媒体等形式，传播癌症患者科学饮食的知识，深受欢迎。孙丽红老师于 2012 年 6 月出版发行了《生了癌，怎么吃：何裕民教授饮食抗癌新视点》（主审也是何裕民教授），并于 2016 年又修订出版了第二版。

　　王立国老师从事临床教学科研工作十余年，经典经方学术传承人。临床善用经方，药简力宏，以中药和内针为治疗手段，坚持形、气、神同调，针对疑难杂症，既能快速解决症状，又能从整体改善身体机能。对肿瘤等疾病，依经方的正邪观和表里观，使阴病转阳、里病出表，最终逐渐转好。

　　《生了癌，怎么吃：何裕民教授饮食抗癌新视点》自出版发行以来，广受好评，发行量屡创新高。此书先后被中国书刊发行业协会评为"2012—2013 年度全行业优秀畅销书"，被中国图书商报评为"2012 年度畅销书"，荣获出版商务周报评定的 2012 年风云图书"年度风云生活书提名奖"。这些都确立了此书在中国民众饮食防控癌症中的历史性地位，对推广肿瘤科学饮食、中医食疗药膳文化起到了积极的作用。

我国是鼻咽癌的高发国家之一，本病是遗传易感基因、广东式腌制鱼、吸烟、饮酒以及 EB 病毒感染等多个因素综合作用的结果。合理的饮食不仅能减少鼻咽癌的发生，对鼻咽癌患者的治疗和康复都有积极的意义。临床中很多鼻咽癌患者不知道如何吃，而盲目偏信导致出问题的不在少数。因此，鼻咽癌患者及其家属亟须得到科学、权威、实用且针对性强的饮食指导。相信本书能给广大鼻咽癌患者的科学饮食提供有力的帮助和指导！

为了使鼻咽癌患者获得针对性的饮食方案，让患者更加详细地了解本病的饮食原则和食疗方法，本书编写组结合国内外关于鼻咽癌与饮食关系的最新研究，从患者需求角度出发，结合现代营养、中医食疗、临床案例等多方面内容，精心编撰，始成现稿。

本书从鼻咽癌为何被称为"广东癌"说起，详细分析了鼻咽癌的发病因素；从食能致癌，也可抗癌的角度，分别阐述了有益于鼻咽癌患者的膳食因素和增加患鼻咽癌风险的饮食因素，指出防控鼻咽癌，合理饮食是关键。针对不同人群、鼻咽癌高发地区、不同季节，提出了"三因制宜调饮食"的观点；对于鼻咽癌患者出现的不同症状，分别给出了具体的食疗建议和食疗方法，可操作性强；本书重点介绍了鼻咽癌患者在放疗期的精准饮食方案，并指出中医药在鼻咽癌治疗和康复过程中发挥的积极作用。最后针对民间传闻——甄别。本书在传递丰富饮食新知的同时，纠正人们对鼻咽癌的认知。

　　本书是继主审何裕民教授的畅销书《癌症只是慢性病：何裕民教授抗癌新视点》《生了癌，怎么吃：何裕民教授饮食抗癌新视点》后的最新力作，书中结合了何裕民教授和笔者大量的临床真实案例。通过个性化、实用的饮食疗法，详细告诉患者生了鼻咽癌后，到底该怎么吃。在改善营养状况的同时，帮助患者提高临床疗效和康复效果。相信本书能给广大鼻咽癌患者在饮食等方面提供科学的指导，从而帮助患者早日康复。

　　本书的完成，很大程度上得益于广大患者的支持！在此，向所有的鼻咽癌患者和广大读者表示最衷心的感谢！感谢何裕民教授在本书编写过程中给予的大力支持和悉心指导！感谢在本书编写过程中给予帮助的各位朋友！

孙丽红　王立国

2022 年 8 月 17 日

目 录

一

了解鼻咽，区分常见鼻部疾病

很多人对鼻咽比较陌生，但它却对人体有很多重要的作用。耳鼻咽喉高发的"四大炎症"（慢性鼻炎、鼻窦炎、咽炎和中耳炎）在临床症状上和鼻咽癌早期症状很相似，了解它们之间的区别，以便对鼻咽癌做出早发现、早诊断、早治疗，从而提高治疗效果，延长患者生存期。

带你了解"陌生"的鼻咽

鼻咽在哪里

说起鼻咽，相信很多读者对它只有个模糊的认识，说不出它的具体位置。那鼻咽到底在哪里呢？

鼻咽位于鼻腔的后端前方，与鼻腔相通，下方和咽部相通（图1）。因为咽部分为鼻咽部、口咽部和喉咽部三个部分，鼻咽属于咽部的上 1/3，处于颅底与软腭之间，鼻腔和口腔相通的部位，是呼吸的关键通道。

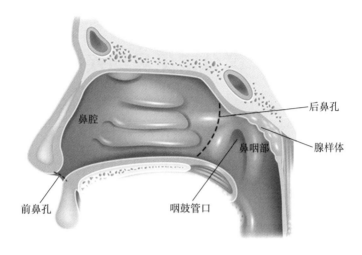

图 1　鼻咽解剖示意图

图中标注：鼻腔、前鼻孔、鼻咽部、咽鼓管口、后鼻孔、腺样体

因此，一旦鼻腔发生疾病，如鼻炎、咽炎、鼻咽癌等，很多患者就会出现鼻塞等症状。

可别小看了鼻咽

因为鼻咽和鼻腔是一个整体，所以鼻咽的作用有赖于鼻腔功能的正常发挥。鼻腔除了人们熟知的呼吸和嗅觉功能外，还有过滤清洁、加温加湿、共鸣等多种功能。

众所周知，鼻腔中有很多鼻毛，有的人觉得它影响美观，但你可别小看了它。人们从外界吸入的空气中包含有很多细菌和粉尘，尤其是当下环境污染如此严重、空气质量堪忧的情况下，鼻毛的过滤清洁就发挥了很大的作用，鼻毛可阻挡外界气流中的尘粒及细菌，对气流起到净化处理的作用。

鼻腔还有调节吸入空气温度和湿度的作用。鼻甲黏膜下有海绵状血窦，当外界冷空气进入鼻腔的时候，鼻腔可以像暖气片一样对其起到加温作用。据测试，0 ℃的冷空气经鼻、咽进入肺部，温度可升至 36 ℃，与人体正常体温基本接近，从而起到调节鼻内温度的作用。

当鼻腔黏膜受到粉尘、冷空气、病原体等不良刺激的时候，鼻腔黏膜腺体还可以分泌大量的液体，也就是人们常说的鼻涕，起到吞噬、包裹和清理的作用，还可以提高吸入空气的湿度，防止呼吸道黏膜干燥。目前正值新冠肺炎疫情期间，每个人都戴着口罩，戴口罩不仅可以起到阻断病毒和可吸入颗粒的作用，还能使鼻腔维持一定的温度和湿度，对减少感冒和鼻腔疾病，有积极的作用。

你不知道的鼻腔功能

除此之外，鼻腔还有一个很重要的功能就是鼻腔共鸣。高音歌唱家会通过运用鼻腔共鸣的作用，使歌声变得更加洪亮，让坐在最后一排的听众也能听得清清楚楚。

另外，鼻腔还有排泪功能，鼻泪管是常规状态下泪液引流排泄的途径，开口于下鼻道。

除了上述功能之外，鼻腔黏膜上皮还能分泌溶菌酶、防御素等一系列生物活性物质。鼻黏膜分泌的黏液中含有球蛋白和溶菌酶，这两种物质有抑菌和杀菌的作用。这两道处理被称作鼻腔的免疫系统，能有效保证鼻腔清洁，保护鼻黏膜不被破坏，预防和治疗鼻腔疾病，也有利于呼吸道疾病的预防和治疗。

令人苦恼的慢性鼻炎

说到鼻腔疾病，人们马上会想到鼻炎，生活中很多人饱受鼻炎的困扰。据统计，我国慢性鼻炎患者超 3 亿人，差不多每 5 个人中就有 1 个鼻炎患者！并且呈逐年增加的趋势。从地区分布上来看，气候潮湿的沿海地区和寒冷的东北地区，其鼻炎发病率明显高于气候干燥的内陆地区。可见慢性鼻炎的发生与自然环境有一定的关系。

患有鼻炎的人群都深有感触，鼻塞、不停地打喷嚏、擤鼻涕，还有头疼、嗅觉下降等症状，一到换季，就更加严重，使人没有精神，吃饭没胃口，工作也提不起劲儿。而到医院耳鼻喉科就诊时，医生却告之这个病没有好办法，只能用药缓解。

当然，采取积极的预防措施，如锻炼身体，增强体质，忌食辛辣刺激和油腻煎炸食物，注意休息，不熬夜，经常用冷水洗鼻腔，降低鼻腔敏感性，等等，都能帮助减少鼻炎发作频次。

鼻窦炎：发病率不低

鼻窦炎是一种在人群中发病率较高的疾病，累及的鼻窦包括上颌窦、筛窦、额窦和蝶窦。2015 年中国流行病学调查报告显示，我国鼻窦炎的发病率高达 8％，并且慢性鼻窦炎的患者以每年 0.3％的速度增加。

鼻窦炎以鼻塞、脓涕、嗅觉下降和局部疼痛或头痛为主要表现，常合并哮喘及慢性阻塞性肺疾病等下呼吸道的病变，其中脓涕以黄色或绿色黏脓涕最为常见，初起时脓涕中可能带有少许血液，牙源性上颌窦炎者的脓涕甚至会有臭味。

慢性鼻窦炎的病因很复杂，但主要还是以炎症感染和变态反应（也就是过敏反应）为主，环境因素、遗传饮食、免疫功能低下等也是诱发因素。

咽炎和中耳炎：高发病

除了慢性鼻炎和鼻窦炎以外，慢性咽炎和中耳炎在我国发病率也很高，发病人数甚至过半。

慢性咽炎是指咽部黏膜、黏膜下及淋巴组织的慢性炎症，是由急性咽炎反复发作转化而来的，主要表现为咽部有异物感、痰附感，或呈刺激性咳嗽，伴干痒灼热，容易干呕等症状，具有病程久、复发率高、症状顽固、不易治愈的疾病特点，每每因说话稍多、食用刺激性食物、疲劳或天气变化时加重。

我国人群咽炎的发病率极高，根据目前的调查结果显示，在我国有 $50\%\sim60\%$ 的人群有不同程度的慢性咽炎。尤其是在空气质量差的大城市，吸烟的成年男性是好发群体，还有一些因用嗓过度导致患有不同程度的慢性咽炎，如教师、演员等。因长期多语言和演唱，可刺激咽部，引起慢性充血而致病。

当咽部感染时，细菌会经过咽鼓管传播到中耳，引起中耳炎。另外，很多人没有掌握正确的擤鼻涕方式，往往会同时捏住两侧鼻孔并用力擤，压力迫使含有细菌和/或病毒的鼻涕向鼻后孔挤出，到达咽鼓管，引发中耳炎。

除此之外，长时间佩戴耳机，甚至戴着耳机入睡，高分贝的刺激除了会损伤耳蜗听力，还会在一定程度上造成慢性中耳炎。因此，要注意耳机音量和适用时长。可以在不影响他人的情况下，选择外放，这能更好地保护我们的耳朵。

耳鼻咽喉"四大炎症"：别与鼻咽癌混淆

相对于鼻咽癌，人们对上述耳鼻咽喉发病率很高的"四大炎症"（慢性鼻炎、鼻窦炎、咽炎和中耳炎）更为熟悉。但因为它们在临床症状上和鼻咽癌早期症状很相似，容易造成混淆，甚至因此而延误病情。故了解它们之间的区别，以便对鼻咽癌早发现、早诊断、早治疗，提高临床治疗效果，延长患者生存期。

鼻咽癌症状面面观

那鼻咽癌有哪些主要表现呢？鼻咽癌常见临床症状为鼻塞、涕中带血、耳闷堵感、听力下降、复视、头痛及颈部淋巴肿块等。

鼻塞是由于肿瘤浸润至后鼻孔区导致的机械性堵塞。涕血是鼻咽癌的早期症状，表现为鼻涕中带血，或表现为从口中回吸出带血的鼻涕，又称为回吸性痰中带血；涕血常发生在早晨起床后，涕血量不多时，经常被人们所疏忽，误认为是鼻炎或鼻窦炎。

另外，鼻咽腔的侧壁有个叫咽隐窝的地方，咽隐窝是鼻咽癌的好发部位。通过鼻腔镜检查，可以看到鼻咽癌的早期表现为咽隐窝黏膜增生占位、饱满凸起，后期会呈现典型的菜花状肿物，表面破溃、感染、出血，甚至可以通过颅底的破裂孔侵犯颅内，进一步侵占人类的神经中枢——大脑。

当鼻咽癌侵犯至眼眶或与眼球相关的神经时则分期较晚，常引起视力障碍，严重者可出现失明、视野缺损、复视、眼球突出及活动受限，以及神经麻痹性角膜炎等。

多数患者也可因颈部淋巴结转移，而以颈部肿块就诊。鼻咽癌伴有颈部淋巴结转移者，颈部淋巴结肿大、无痛、质硬，早期可活动，晚期与皮肤或深层组织粘连而固定。所以，如果出现颈部肿大淋巴结要及时就诊。

反复头痛，及早诊治，别耽误

因为鼻咽部上通颅底，有多对脑神经由后向前穿行，所以鼻咽癌的早期症状大多有耳鸣、听力下降、头痛等表现，鼻咽癌引起的头痛则表现为单侧持续性疼痛，部位多在颞、顶部，也很容易与其他疾病造成混淆。

2021 年 11 月，何裕民教授面诊了一位来自广州的患者刘先生，患者自诉从 2020 年 5 月就开始出现"偏头痛"，特别是耳后、后脑勺部位经常有胀痛、刺痛的感觉。为了治疗头痛，刘先生先后到医院进行脑部 CT、MR 等检查，一直查不出病因。无奈之下，他只能按照当地医生建议，当作神经性头痛治疗，但效果不明显。

头痛一年多，由于长时间服用止痛药，患者还出现了乏力、焦虑、失眠、胃痛、恶心、消瘦等不适症状，这让他越来越感觉恐慌。2021 年 6 月，他再次到医院检查，这一次，医生给他安排了 PET/CT 检查。结果在刘先生的鼻腔内发现有一块异常代谢组织，根据影像引导，医生又进行了定点取活检，最终确诊为鼻咽癌（鳞状细胞癌）。按照西医治疗方案，进行了放疗。该患者因为一直出现放疗后副作用，如胃口差、口鼻干燥、放射性脑炎等，便在何裕民教授门诊接受中医药调整，目前状态良好，病情稳定。

何裕民教授指出，鼻咽癌好发于鼻咽部的咽隐窝以及顶后壁，这个部位距离颅底的破裂孔非常近，很可能导致肿瘤直接侵犯颅底的骨膜、血管和神经，从而引起头痛。而这种情况往往起病隐匿，临床中较难发现。因此，如果出现反复头痛不适，要及早诊治。

如何区分耳鼻咽喉"四大炎症"和鼻咽癌

根据上文所述，耳鼻咽喉"四大炎症"均可见鼻咽部的卡他症状（卡他性症状主要表现为咳嗽、流涕、打喷嚏、鼻塞等上呼吸道症状），有些症状和鼻咽癌很类似，那如何区分呢？医学上有个专业术语叫"鉴别诊断"。

如：慢性的鼻咽炎或鼻窦炎，是由炎症导致的，继发于上呼吸道感染。局部检查可以看到鼻咽部的黏膜充血、水肿，有脓性渗出物或干痂，往往表现为鼻咽部的疼痛以及不适感。鼻咽部的黏膜受到炎症刺激会增生、肥厚，CT 检查提示鼻咽部黏膜增厚。治疗上采取抗感染治疗效果好，1周左右可以痊愈。

而鼻咽癌导致的鼻咽部渗出，一般情况下是脓、血性渗出。除了症状鉴别以外，还可以通过头部影像学检查，如CT或核磁共振进行区分。鼻咽癌的影像学表现通常具有明显的特征性，并且对鼻咽癌的确诊率可高达90%以上。通过CT检查可看到咽隐窝或顶后壁增厚，形成局限性软组织肿块，肿块变大，向前凸至后鼻孔，患者可见鼻塞症状。肿块向后可造成斜坡骨质结构破坏。肿块向外可侵犯翼内肌、翼外肌、咽旁间隙、咽后间隙等组织，CT检查影像非常典型。

还可以行鼻内镜进行检查，常见的有鼻咽纤维镜或电子鼻咽纤维镜检查。检查时可以见鼻咽部的新生物或者火山口样的溃疡面。同时还可以配合取样进行病理检查以明确性质，临床上视病理检测结果为诊断癌症的"金标准"。

我国著名影视演员李雪健在2001年患了鼻咽癌，因发现及时，经过合理的治疗和老伴的精心照顾，李雪健老师终于恢复了健康，走出了癌症的阴影。因此，早发现、早诊断、早治疗，患癌后，提倡"智慧治癌"，运用合理的科学手段，可达到提高鼻咽癌患者生存率，改善鼻咽癌患者生存质量的目的。

鼻咽癌：何以称作"广东癌"

被俗称为"广东癌"的鼻咽癌从全球范围来讲，虽然算是一种罕见病，但在东南亚地区，尤其是我国广东地区属于常见肿瘤。为何广东地区鼻咽癌高发？与哪些因素有关？我们一起来探个究竟！

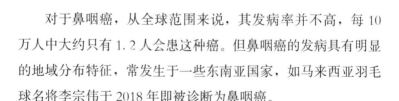

"广东癌"的由来

对于鼻咽癌，从全球范围来说，其发病率并不高，每 10 万人中大约只有 1.2 人会患这种癌。但鼻咽癌的发病具有明显的地域分布特征，常发生于一些东南亚国家，如马来西亚羽毛球名将李宗伟于 2018 年即被诊断为鼻咽癌。

对于中国人来说，鼻咽癌并不陌生。我国是鼻咽癌的高发国家之一。根据流行病学调查发现，我国鼻咽癌的发病人数占世界鼻咽癌发病人数的 47％，并且有明显的地区、年龄和性别差异。其中在地域分布方面，鼻咽癌的发病率呈现南高北低的态势；在年龄分布方面，40～60 岁为鼻咽癌发病的高峰；在性别分布上，男性的发病率要高于女性。我国南方沿海地区鼻咽癌的发病率在世界居于前列，其中华南地区鼻咽癌的发病率更是全球鼻咽癌发病率的 20 倍。

上海民生中医门诊部是 1994 年成立的中医药治疗肿瘤机构，每年接受不少患者求治。2013—2022 年期间接受求治的癌症患者近 4 万例，其中鼻咽癌患者 584 例，约占总癌症患者人数的 1.24％（图 2）。

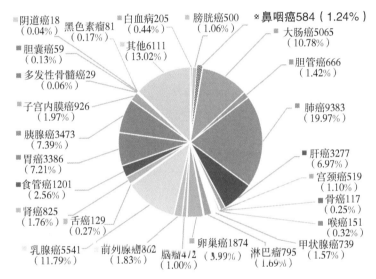

图 2　2013—2022 年上海民生中医门诊部癌症患者病例分布情况

 为何此癌广东高发

在所有肿瘤当中，鼻咽癌的英文名为 Canton tumor（广东癌），这是唯一一个以地名命名的恶性肿瘤，足以说明广东鼻咽癌发病率之高。有数据显示，广东每 10 万人当中约有 30 人患有鼻咽癌，发病率占全国的 60％，其中特别突出的是广东中部和西部的肇庆、佛山、广州等地区。据统计显示，广东肇庆四会市发病率居全国之首，男性发病率为 30.96/10 万，女性发病率为 15.45/10 万。而有报道显示，广东粤语地区的鼻咽癌发病率高于闽南语地区或客家方言地区。

很多人可能会纳闷了，为什么广东鼻咽癌发病率如此之高？和哪些因素有关呢？研究发现，广东鼻咽癌高发与遗传易感基因、广东地区喜食咸鱼的饮食习惯及生活方式和环境等因素有很大的关系。

遗传易感基因增风险

鼻咽癌为什么偏偏缠上了华南人？这还要从很久以前说起。鼻咽癌的基因来源可追溯至古时候的百越地区，相对应于现在的华南和广西一带，这里生活的古越族人，在多重因素作用下形成了鼻咽癌的易感基因，现在两广的许多居民都是古越族的分支后裔。随着人口迁徙、婚配，易感基因又逐渐传播开来，甚至传到了东南亚、阿拉伯、东非等地区。

经研究发现，遗传易感基因会增加鼻咽癌的发病风险。位于染色体 6p21（6 号染色体短臂 2 区 1 带）的主要组织相容性复合体（MHC）区域的人白细胞抗原（HLA），已被广泛认为是导致鼻咽癌的主要危险位点，全基因组关联研究也报道了MHC 以外的其他位点对鼻咽癌的影响。针对鼻咽癌分子层面的多项研究也确定了促进鼻咽癌发展的关键基因组变化。看到这里，可能广东的朋友会很担忧：携带易感基因的人就一定会得鼻咽癌吗？

当然不是！

鼻咽癌的发生是多重因素综合作用的结果，仅仅只是单一方面的因素还不足以致癌。关于癌症的发生，何裕民教授提出了"同花顺"理论——即癌症的发生是一连串的因素，如基因变异、持续压力、免疫偏差、饮食不当、代谢失衡、神经内分泌功能紊乱等，又加上环境污染、个人嗜好不良（如抽烟、酗酒）等，再遭遇某些小概率事件，诱发了"蝴蝶效应"，最后促成癌症的发生和发展。

由此可见，遗传易感基因只是引起鼻咽癌的因素之一，后天生活方式、环境、饮食、压力等都对鼻咽癌的发生有影响。

广东式腌制鱼：一方水土导致一方病

广东地处沿海，自古以来由于食物保存不易，习惯于将捕获到的鱼类腌制进行保存。

而广东人喜食咸鱼咸菜是出了名的。在一项针对中国香港和广州地区的研究中发现，咸鱼是他们日常生活中常食用的食物。每周至少食用一次咸鱼的人患鼻咽癌的风险显著高于从不或很少食用咸鱼的人。

笔者有个广东邻居，他的夫人是江苏人，夫人私底下不止一次的向笔者抱怨过他先生的饮食习惯，其中特别提到他先生喜欢吃腌制的咸鱼咸菜。她曾多次趁他先生不注意，偷偷地把咸鱼咸菜丢掉过，但仍然改变不了他的饮食习惯，为此她很苦恼。

研究发现，广东地区的人们好吃的咸鱼有两种：一种是将捕捞的鱼先放上一段时间，待鱼变质、发胀、发臭后再加盐腌制，晒干后就成为有特殊气味的"霉香咸鱼"；另一种是将捕捞的鱼立即加盐腌制，7天后再晒干，这种咸鱼，当地人称其为"实肉咸鱼"。研究人员用前一种咸鱼喂养大鼠所做的实验中发现，大鼠鼻腔及鼻旁窦癌肿发生率增加，且吃得愈多，这些部位发生癌症的概率也愈高。

进一步的研究揭示，咸鱼导致鼻咽癌有两大原因：一个是咸鱼中含有很高的 N-二甲基亚硝胺和 N-二乙基亚硝胺，进一步的模拟实验中证实，含上述亚硝胺的咸鱼可引起局部细胞的突变；另一个导致鼻咽癌高发的原因是咸鱼中存在一些可以活化 EB 病毒（Epstein-Barr virus，EBV）的化学物质，而感染 EB 病毒又是公认的可以诱发鼻咽癌细胞增生的活化剂。

环境因素：不可小觑

除了广东地区人群遗传易感基因的影响以外，地理环境的影响也不能忽视。

有调查表明，广东鼻咽癌多发地区的土壤、水及大米中镍含量都高于其他地区，而高镍被证实可诱发实验动物患鼻咽癌。

另外，环境污染也对鼻咽癌的发生有一定的影响。广东是我国的工业发达地区，鼻咽癌高发区如佛山、广州的大厂、小厂扎堆，在经济繁荣的同时，工业发展带来的环境污染，是这些地区鼻咽癌高发的原因之一。尤其是轻纺、日用化工等这类容易造成严重污染的产业，由于生产工艺的关系，需要大量用水，加上部分企业缺乏环保意识，一味追求效益，造成严重的水污染。广东水系丰富、河道纵横，污染容易蔓延，并且治理起来非常不易。随着工业废水排放进大海，还会造成沿岸海水富营养化，对环境生态造成进一步威胁。

工业三废（废渣、废水、废气）的排放对环境造成了严重的污染。如农田土壤镉污染一直是广东地区重金属污染与防治的重点，镉是一种毒性很强的重金属，进入人体后极难排泄，可引起肝肾损害，甚至生殖功能受损。另外，镉化合物微粒可以透过空气进入人体，对人体中枢神经造成破坏。镉还会取代骨中钙元素，使骨骼严重软化，出现周身疼痛。而相较于其他重金属而言，镉更容易被农作物所吸收，尤其是稻米和蔬菜。一些含镉的工业废水污染了河流和农田，人们饮用了被污染的"毒水"，食用了受污染的"毒大米"和"毒菜"后，患癌的概率大大增加。

这些也是经济快速发展所带来的一些弊端，随着这些地区的产业转型，国家对环境污染的整治，相信不久的将来，绿水青山将重回人们的生活。

EB 病毒感染：重要的病因

其实，鼻咽癌的发病绝不仅是"先天倒霉"，而是多个因素综合作用的结果，除了上述影响因素以外，EB 病毒感染也与鼻咽癌的发病有很大的关系。

说到 EB 病毒，可能很多人会觉得陌生。1964 年国外两名科研人员 Epstein 和 Barr 首次从非洲儿童淋巴瘤〔伯基特（Burkitt）淋巴瘤〕的活检组织中建立了一株可以传代的淋巴母细胞株，电镜下可见疱疹型病毒颗粒。由于它具有与疱疹病毒家族其他成员不同的特性，故命名为 Epstein-Barr 病毒，即 EB 病毒。

目前普遍认为，鼻咽癌的发生与 EB 病毒感染存在着非常密切的关系，这可能是诱发鼻咽癌的重要因素之一。通过大量的临床试验研究发现，在鼻咽癌患者的癌组织中能够找到 EB 病毒，而且 EB 病毒的拷贝数都比较高。

因此，EB 病毒抗体检测常用于鼻咽癌的早期筛查，鼻咽癌的高危人群可以在健康体检中增加此项。临床常用的 EB 病毒抗体检测有三项：EB 病毒早期抗原、EB 病毒核心抗原、EB 病毒衣壳抗原。

临床上经常有 EB 病毒抗体阳性的患者来就诊，愁眉苦脸地问："医生，EB 病毒抗体阳性是不是就得了鼻咽癌啊？"患者表现得十分焦虑。那 EB 病毒抗体检测呈阳性，就一定会得鼻咽癌吗？

其实，EB 病毒抗体阳性与鼻咽癌之间并不能画等号。EB 病毒在自然界普遍存在，是一种正常分布在人体鼻腔内的病毒，很多人都曾感染过 EB 病毒，或许你一次不经意的感冒，就感染了 EB 病毒。但只有当患者抵抗力下降的时候，病毒才会复制，从而侵犯鼻咽部黏膜，引起炎症，在一定条件下才有可能诱发产生鼻咽癌。

何裕民教授有个很成功的防范案例：世纪之交，在虹口教育系统工作的陈老师退休了，准备移民加拿大。移民前她很担心，她是广东籍的，她大哥刚刚因鼻咽癌死了，两个兄弟和一个姐姐也发现有鼻咽癌；而且她 EB 病毒强阳性，有明确的家族史，本身又长期患有慢性鼻炎，故既想移民又怕患上此病。移民前就找到同在虹口门诊的何裕民教授调理，希望EB病毒转阴后再出国定居。何裕民教授以埃克信加中药汤方，同时让她用冷热水交替洗鼻，加强锻炼；每三个月一复查，半年后病毒滴度下降，9个月后EB病毒转阴。又过了一年余，EB病毒仍旧呈阴性，陈老师遂出国定居。现已过去20多年了，陈老师已80多岁了，仍身体康健。新冠肺炎疫情暴发前一二年，陈老师回来复查过一次，没有异常，她非常感谢何裕民教授，认为她能够不发生癌变，且很好地活着，都是因为借助了中医药防范之功。因为她兄妹五人，因此病而夭折三人。她能够从EB病毒强阳性转为阴性，并且保持不发病，不能不令人感到欣慰。

其实，鼻咽癌是由遗传、环境、EB病毒感染以及饮食习惯（如经常吃咸鱼、腌制品等易致癌的食物）等多重因素综合作用所导致的，EB病毒感染只是诱发鼻咽癌的重要因素之一，并不是必然因素。因此，大多数情况下无须过度担心。

难兄难弟"三结义"：烧烤的危害

谁能够拒绝烧烤的诱惑呢？滋滋冒油的肉散发着脂肪的香气，炭烤生蚝、炭烤鱼虾和各色烤串都让人垂涎欲滴，大吃一口只觉得十分满足。根据某数据研究团队对中国夜宵经济的调查显示，在当日下午6点至次日凌晨6点的订单中，烧烤食品所占比例稳居第二。如果常吃烧烤、煎炸食品，小心疾病找上门。

肉类食物在烧烤时，产生的油脂与明火接触会发生热聚合反应，因此产生并附着在食物上的苯并芘是烧烤食物中致癌物的主要来源。而且有实验发现，当烧烤温度为 180 ℃～230 ℃时，温度越高，时间越长，苯并芘的含量越高。而苯并芘已被世界卫生组织认定为 1 级致癌物。同时，烧烤所产生烟雾中的致癌物也不容忽视。

武汉有一位在街边长期卖烧烤的张师傅，由于烧烤摊设备简陋，在烟雾缭绕、油烟呛人的环境中工作 5 年后，张师傅脖子上长出了一个鹌鹑蛋大小的包块，到医院一检查，竟然是鼻咽癌，并且已经发生了转移。结合张师傅的工作环境，医生们很快发现了元凶——烧烤。

我们此病患者中，迷恋烧烤的不少。厦门有一位小老板，找何裕民教授看鼻咽癌，不久后他的另外两位朋友也先后来找何裕民教授看同一种病。细细一问，三个人是商业伙伴，都患鼻咽癌，很有意思的是三人有一个共同特点：超喜欢烧烤，每天晚上啤酒加烧烤，聊聊天，三人先后患有痛风、鼻咽癌等，同患两种病，自嘲为"难兄难弟""三结义"。其实，这都是生活方式不良惹的祸。因此，爱吃烧烤类的人员或从事烧烤类工作的人员要引起重视。

专家认为，烧烤时炭火中的呛烟含有多种致癌物，如硫氧化物、氮氧化物、颗粒物、二噁英、苯并芘等。这些致癌物会通过皮肤、呼吸道、消化道进入身体，进而可能会诱发相应部位的癌症。这给我们的启示是，尽量避免食用经木炭、煤炭烤制的食物，吃烧烤食物时，尽量选择电烤炉。

当馋虫作祟，让我们十分渴望吃烧烤、煎炸食物时，我们可以听从得克萨斯大学安德森癌症中心专家提出的几点建议，对烧烤的内容和方式进行微小的改变可以减少罹患鼻咽癌的风险：

（1）避免食用加工肉类，比如烤或煎炸培根、火腿、香肠、热狗等。

（2）限制红肉，减少煎烤牛排、烤羊肉串等食品，而用鸡胸肉、鱼类代替。烧烤煎炸时可带皮，吃时去皮，焦的部分不吃。

（3）提高煎烤技巧，不要将肉类、家禽或鱼类烧焦。因为在高温下煎炸或烧烤肉类、家禽和鱼类会导致形成杂环胺（HCA），会增加患多种癌症的风险。

（4）适量使用原生态的腌料，比如用柠檬、薄荷、迷迭香等草本植物。有研究发现将用草本植物腌制的食物进行烧烤，可减少多达96％杂环胺的形成。

（5）避免烧烤及煎炸的食材含有过多的脂肪，因为当肉类、家禽或鱼类的脂肪滴到热源上时，会在烟雾中形成致癌的多环芳烃（PAH）。然后，充满PAH的烟雾会覆盖食物。

（6）搭配水果和蔬菜，解腻美味人人爱。水果和蔬菜不仅可以为肉类增添风味，也可以增添一份营养。

吸烟：百害而无一利

众所周知，吸烟不利于身体健康，就连烟盒上都写着提示语"吸烟有害健康"。著名医学期刊《柳叶刀》刊登过一份研究报告，显示我国是世界上最大的烟草消费国，中国香烟消费占全球的 1/3 以上，吸烟人数超 3 亿人。中国吸烟死亡人数排世界第六位，到 2030 年中国每年因吸烟死亡的人数将达到200 万，这一数据将是 2010 年的两倍。

2014 年世界卫生组织（WHO）提出：儿童期和成年期的被动吸烟是独立风险因素；烟草中的 N-硝基化合物等致癌成分可诱发癌症；吸烟会增强其他风险因素的致癌作用。2020年中国肿瘤学大会（CCO）上已经再次重申该论点。鼻咽癌患者中有吸烟史的也不在少数，据统计，23％的鼻咽癌患者的患病原因可归因为吸烟。在一项有 334 935 人参加的前瞻性队列研究发现，吸烟者患鼻咽癌的风险比不吸烟者高出 32％，每天至少吸 16 支香烟的吸烟者患鼻咽癌的风险比不吸烟者高 67％。

除了众所周知的主动吸烟的危害外，也不能忽视被动吸烟对健康的影响，尤其是二手烟带来的环境危害。有研究认为，长期处于被动吸烟状态的个体与罹患鼻咽癌的风险呈正相关。2012 年就有学者发表了吸烟等环境因素激活 EB 病毒，协同导致鼻咽癌发生的观点。烟草的烟雾中含有致癌化学物亚硝胺，在吸入烟雾时它们可以直接接触鼻咽腔黏膜而诱发鼻咽癌。有相关动物实验也证实了亚硝胺可以诱导出鼻咽部肿瘤。除此之外，烟草中所含有的甲醛，已在职业暴露人群中证实与鼻咽癌的高发有关。

笔者有这样一位患者，年逾六十。患者告诉笔者，他从 18 岁就开始吸烟，香烟已经成为他 40 多年来最亲密的

"伙伴"了，发展到每天没2包烟都不过瘾的地步。1年前他被诊断出患了鼻咽癌，很明显，这和他吸烟太频繁有一定关系。

近年来电子烟逐渐流行，尤其是受到年轻人的追捧，许多时尚弄潮儿的脖子上都挂着各式各样的电子烟，其俨然成为社交装饰物。很多人可能会认为电子烟比普通香烟更健康，对身体的危害更小，其实不然。电子烟烟液中的尼古丁是能够让人高度成瘾的物质；烟液中的丙二醇在加热到270 ℃以上时对呼吸道也有较强的刺激性；电子烟的气溶胶中铜含量是普通香烟烟雾的6倍，这可能会加剧脱氧核糖核酸（DNA）的氧化。除此之外，电子烟还被检测出有甲醛、乙醛及亚硝胺代谢物等致癌物质。

因此，不吸烟、及早戒烟是保持健康、防治癌症的重要准则之一。

烈性酒：不喝为好

自古以来关于美酒的诗句不胜枚举，与故人相逢需要借酒助兴，于是便有了"开轩面场圃，把酒话桑麻"；送朋友远去需要借酒寄情，于是便有了"劝君更尽一杯酒，西出阳关无故人"；壮志难酬时需要借酒抒情，于是便有了"酒酣胸胆尚开张。鬓微霜，又何妨！"

很多人在日常生活中可能会有这样的习惯：一天繁忙的工作结束后，回到家中洗掉一身的疲惫后喝杯小酒放松一下心情。然而酒精对身体的危害是不容忽视的，全世界大约4％的癌症是由于饮酒而直接引起的，世界癌症研究基金会（WCRF）指出，已经有强有力的证据表明，饮酒会增加患口腔癌、鼻咽癌、咽喉癌、食管癌、肝癌、结直肠癌、乳腺癌等的风险；并且在可致癌这点上，不管什么种类的酒精性饮料，如白酒、黄酒、葡萄酒、啤酒等，都有可能致癌，彼此之间没有大的差异。而且无论酒精浓度高低以及每天饮用的量是多少，对身体都有危害。根据世界癌症研究基金会的一项研究显示，每天摄入10克酒精会增加15％的口腔癌风险，患咽喉癌的风险也会增加。

酒精是如何危害健康的呢？第一，酒精会增强炎症反应，易导致急性炎症，例如出现急性肠胃炎、胰腺炎等。第二，酒精中代谢物乙醛可以引起DNA损伤，阻断DNA的合成和修复，并且乙醇和乙醛均可引起DNA甲基化，即对遗传基因造成影响。第三，酒精会抑制细胞的免疫反应，从而降低免疫系统对于癌细胞的抵抗。第四，酒精会使类视黄醇的代谢改变，类视黄醇是对抗癌症的重要因子，可以诱导细胞的生长、分化和凋亡。有研究显示长期饮酒会导致肝脏中的类视黄醇水平下降，血液中视黄醇（维生素A）水平低与患头颈部癌症概率增加有关。

何裕民教授曾诊疗过一位安徽来的患者，三十五六岁，四五个兄弟陪同来看病，他夫人一边述说着他的病史，一边指责着陪同的那些兄弟，说："都是你们害的！"何裕民教授一见病史，傻眼了，这个人因为噎膈，发现食管癌，然后再去检查，确诊同时患有鼻咽癌、咽喉癌、食管癌、口腔癌……不用多问，是喝酒、喝烈酒导致的。几位"狐朋狗友"都承认，天天喝，一天两顿酒，不吃饭，30多岁就如此结局！都是喝烈性酒害的。因此，喝酒绝对有害健康。

因此，在能否喝酒这个问题上，引用《自然》杂志曾经发表过的研究：在喝酒这件事上没有安全剂量之说，最好的防癌方式之一就是戒酒，尤其是烈性酒。

快餐：虽方便，但不健康

首先，我们需要明确一下快餐的定义：快餐是一种加工方式简单，烹饪迅速，食用方便的餐食。快餐的范围很广，既包括汉堡、炸鸡、薯条等西式快餐，也包括方便面、方便粉丝、方便米粉、自热锅、自热米饭等预包装食品。它们大多都具有高脂、高糖、高盐的特点。

"三高"饮食需警惕，饮食健康要在意。高脂是肥胖的源头，会增加我们患多种疾病的风险，同时还会对我们的学习和记忆力产生负面影响。高糖是指添加糖含量高，添加糖通常有果糖、麦芽糖、蔗糖、葡萄糖等。高糖饮食会加重炎症性疾病，并促进癌症的发展。如有研究表明，高糖饮食会引起肠道微生物改变，从而诱导胃癌的发生。在饮食中摄入过多的钠已经被明确定义为不健康的饮食习惯，与增加患心血管疾病、高血压和肾脏疾病的风险有关。近年来，有越来越多的研究表明，高盐可以促进免疫细胞炎症的激活，导致与慢性炎症相关的疾病。

对于鼻咽癌患者来说，清淡饮食的重要性不言而喻，应更加注重对营养均衡、饮食健康的追求。何裕民教授对非高发地区的年轻的鼻咽癌患者，往往会追问他们的饮食情况，大都喜欢吃肯德基、麦当劳、比萨之类的食品。

有个女孩是无锡人，16 岁时，父母将她送去英国留学。大学二年级时，她被查出患上了鼻咽癌，只好在大学三年级时回国医治。这是一个性格开朗的女孩，没有不良嗜好，也没有肿瘤家族史。刚接手治疗这个女孩时，何裕民教授非常困惑，是什么原因导致这样一个活泼可爱的女孩患上了鼻咽癌呢？

世界各地的研究普遍认为，人类癌症约有三分之一直接和饮食有关，许多癌症是"吃出来的"。何裕民教授决定还是从饮食入手，一句问话揭开了谜底。

"你喜欢吃洋快餐吗？"女孩还没来得及回答，她妈妈就在一旁唠叨起来。原来，这个女孩从小学开始，就酷爱吃汉堡包、炸薯条和炸鸡翅一类的食品。到了英国后，她不会做饭，就每天用这些"垃圾食品"填饱肚子。何裕民教授对女孩的遭遇十分惋惜，由于就诊时间太晚，女孩体内的癌细胞已经扩散。何裕民教授指出，过量食用油炸类食品，摄入的脂肪过多，导致营养不均衡。长此以往，会对身体健康造成不利影响。因为这些食物都是油炸的、高热量的、高盐的、重口味的，有可能导致年轻人患鼻咽癌。

这类情况在临床中非常普遍！所以，应该引起人们充分重视。

那如何知道某食品含脂肪、糖和钠多少呢？对此，建议大家在购买食品时多关注食品外包装上的食品配料表和营养成分表。配料表中越靠前的配料，其添加量就越大。我国规定所有预包装食品的营养成分表上都必须标注能量、蛋白质、脂肪、碳水化合物和钠这5种营养成分。如果某食品营养成分表中碳水化合物、脂肪和钠的含量高，建议大家少吃。

日常生活中，如果大家有时实在想解解馋，吃顿快餐食品，可以在快餐中加点蔬菜或是搭配鸡蛋，饭后吃些水果也是很好的选择。

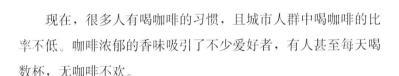

咖啡：适度饮用是关键

现在，很多人有喝咖啡的习惯，且城市人群中喝咖啡的比率不低。咖啡浓郁的香味吸引了不少爱好者，有人甚至每天喝数杯，无咖啡不欢。

曾有不少朋友问笔者：我很爱喝咖啡，多喝对健康有好处吗？咖啡有防癌作用吗？

目前，咖啡的防癌作用得到了一些研究的支持。如雅典学者揭秘希腊伊卡里亚岛居民长寿之谜与爱喝咖啡有关，且岛上居民癌症的发病率比西方其他国家低20%，心脏病发病率低50%。故研究人员认为，每天摄入25～50毫升黑咖啡最理想，但多喝对健康无益。

虽然咖啡在防控鼻咽癌中的生物学机制尚不明确，但在一项病例对照研究中发现，患鼻咽癌的风险与摄入咖啡之间存在负相关。

咖啡之所以对健康有一些益处，主要是因为咖啡豆中含有多种生物活性成分，如咖啡酸、绿原酸、咖啡醇、二萜等，它们具有抗氧化、抗炎的作用。适量饮用咖啡在保护心血管、护肝、护肤、减脂、抗癌方面发挥着积极的作用。

那喝咖啡是不是多多益善呢？

并非如此！咖啡中的咖啡因在一定程度上会影响钙的吸收，增加钙的排泄。过多饮用会增加人体缺钙的风险。那每天喝多少咖啡合适呢？

由中国疾病预防控制中心营养与健康所、科信食品与营养信息交流中心等 2018 年联合发布的《咖啡与健康的相关科学共识》指出，健康成年人每天摄入的咖啡因不宜超过 210～400 毫克。因此，建议喜欢喝咖啡的朋友，每天最多喝 3 杯咖啡，同时注意钙的补充。

超重或肥胖：可导致多种癌症

肥胖问题已经上升为危害公众健康的重要公共卫生问题。来自英国的一项数据表明，在未来 15 年内，肥胖可能超过吸烟成为罹患癌症的主要病因。

我国是全球超重或肥胖人数最多的国家，当然这也与我们国家人口基数大有关。根据 2020 年《中国居民营养与慢性病状况报告》显示，我国居民超重率及肥胖率较往年均有所上升，18 岁及以上居民超重率和肥胖率分别为 34.3％和 16.4％。

那如何确定自己体重是否适宜呢？体重指数（BMI）是目前评价人体营养状况最常用的方法之一。

体重指数（BMI）= 体重（kg）÷ 身高^2（m）

根据《中国成年人超重和肥胖症预防控制指南》显示，我国成人 BMI 标准为：BMI＜18.5 为消瘦，18.5～23.9 为正常，24.0～27.9 为超重，≥28.0 为肥胖。

肥胖像是一个隐形杀手，不仅会影响机体的健康，对于肿瘤的影响更是推波助澜。它的第一个武器是引发炎症，大量炎症因子的释放，会促进癌症的发生发展；第二个武器是降低免疫力，机体免疫失调，导致机体对早期肿瘤生长期抑制作用的免疫监视作用缺失，从而导致癌症的发生。现已证实，肥胖能够增加食管癌、直肠癌、结肠癌、肝癌、胆囊癌、胰腺癌、肾癌、白血病、多发性骨髓瘤和淋巴瘤等多种肿瘤的发病风险。

因此，为降低罹患鼻咽癌的风险，我们应该保持正常的体重，避免超重或肥胖。

守护口腔健康：不容忽视

口腔是健康的起点，世界卫生组织将口腔健康的标准定为牙齿清洁、无龋齿、牙齿无疼痛感、牙龈颜色正常、无出血现象。近几十年来，许多临床证据都强调了牙科疾病与心血管疾病、糖尿病、肺部疾病和妇科并发症等之间的联系。

同时，口腔健康与患鼻咽癌的风险之间也可能存在联系，在中国南方地区一项共有 5124 人参加的某项病例对照研究中发现，填充牙齿数量越多的人患鼻咽癌的风险越高，因为需要填充牙齿数量越多说明其口腔健康越差；每天至少刷牙两次与患鼻咽癌的风险成反比；不经常刷牙和有超过 10 颗蛀牙的人患鼻咽癌的风险显著增加。如果一个人的口腔卫生较差，那么他口腔中可能有较高比例的细菌菌群，能够更加高效地将硝酸盐还原为亚硝酸盐，从而促进 EB 病毒的激活与复制，增加患鼻咽癌的风险。

因此守护口腔健康至关重要，《中国居民口腔健康行为指南》提出如下建议：

（1）早晚刷牙，饭后漱口。

（2）做到一人一刷一口杯。

（3）正确选择和使用漱口液。

（4）提倡用水平颤动拂刷法刷牙。

（5）提倡使用保健牙刷，注意及时更换。

（6）提倡选择牙线或牙间刷辅助清洁牙间隙。

（7）根据口腔健康需要选择牙膏，提倡使用含氟牙膏预防龋病。

（8）科学用氟有利于牙齿和全身健康。

（9）科学吃糖，少喝碳酸饮料。

（10）吸烟有害口腔健康。

（11）每年至少进行一次口腔健康检查。

（12）提倡每年洁牙（洗牙）一次。

（13）口腔出现不适、疼痛、牙龈出血、异味等症状应及时就诊。

（14）及时修复缺失牙齿。

综上所述，鼻咽癌是易感基因、EB 病毒感染、吸烟以及饮酒等多种因素综合作用的结果。虽然广东地区鼻咽癌发病率较高，但不是说除了广东以外的其他地区就不会发生鼻咽癌。笔者最近接诊的两个鼻咽癌患者都是湖南的，可疑的致病因素是好嚼槟榔，已经明确嚼槟榔也是致癌的危险因素。可见，即使没有易感基因，但只要凑齐了其他不利因素也一样可能患上鼻咽癌。

三

食能致癌，也可抗癌

中医学虽然没有鼻咽癌的病名，但根据其症状有诸多形象的描述。在鼻咽癌的防治过程中，不可忽略饮食的重要性。世界癌症研究基金会的权威研究告诉人们：不合理的饮食是鼻咽癌的风险因素。而一些营养素和植物化学物在防治鼻咽癌的发生和发展上，发挥了积极的作用。

 先贤的慧见

鼻咽癌病名的中医探源

中医学很早就有关于癌瘤的记载。如我国现存最早的医籍《黄帝内经》中就记载了大量的癌瘤类疾病，如"癥瘕""积聚""噎膈""乳岩"等。

鼻咽这个部位与中医古籍中所记载的"颃颡"位置相吻合，如《灵枢·经脉》："肝足厥阴之脉……挟胃，属肝，络胆，上贯膈，布胁肋，循喉咙之后，上入颃颡。"《灵枢·营气》："从肝上注肺，上循喉咙，入颃颡之窍，究于畜门。"《灵枢·忧恚无言》:"颃颡者,分气之所泄也。"所以,鼻咽癌可归属于中医古籍中"颃颡岩"的范畴。

中国古代并没有鼻咽癌的病名,但本病的临床症状与古籍中"鼻渊""鼻衄""控脑砂""上石疽""失荣症""瘰疬"等症的记载极为相似。

· 鼻渊、鼻衄

"鼻渊"二字很形象,意思是鼻涕很多,像水一样不停地流出。"鼻衄"是指鼻中出血。"鼻渊"最早记载于《黄帝内经》,如《素问·气厥论篇》曰:"鼻渊者,浊涕下不止也,传为衄衊瞑目。"指出鼻渊的症状是常流浊状鼻涕不止,时间久了出现鼻中流血、两目不明。而从现代医学看,回吸性血涕或鼻出血是鼻咽癌的早期症状之一,约 23％ 的患者以其为首发症状,确诊时约 73.7％ 的患者有此表现。而鼻咽癌晚期时,癌肿侵犯眼眶或眼球有关神经,会出现复视、视力下降等症状。可见,古人很早就对"鼻渊"的症状和病情进展有了清晰的认识。

· 控脑砂

清代吴谦所著的《医宗金鉴》中指出:"鼻窍中时流黄色浊涕……若久而不愈,鼻中淋沥腥秽血水,头眩晕而痛者,必系虫蚀脑也,即名控脑砂。"这句话的意思是鼻子中时常流黄色的浊涕……如果长时间不能痊愈,就会有鼻出血以及血涕,头晕目眩、头痛,一定是虫蚀脑,也叫控脑砂。除了血涕及鼻出血,头痛也是鼻咽癌最常见的初发症状,常为一侧性偏头痛。

上石疽、失荣症、瘰疬

"疽"是指生于肌肤而坚硬如石者，"上石疽"是指发于颈项部的疽。"失荣症"是指颈项处的恶性肿核，质硬如石，推之不移，面容憔悴，就像树木失去了生机一样。清朝《疡科心得集》中指出，失荣"如树木之失于荣华，枝枯皮焦，故名也。生于耳前后及项间，初起形如栗子，顶突根收"。"瘰疬"主要指颈部淋巴结结核，古人认为小者为瘰，大者为疬。这三者的描述都与鼻咽癌颈淋巴结转移的临床表现相似，有45%～50%的患者以颈淋巴结肿大为首发症状前来就诊，而在治疗中的患者60%～80%已有颈淋巴结转移。

防控鼻咽癌，饮食调理是关键

俗话说"民以食为天"，饮食是我们生活中非常重要的一部分，但"怎么吃"就是一门学问了。吃对了，大有裨益；吃错了，就容易"癌从口入"。

上古时期，人类在寻找食物的过程中，逐渐分清了食物与药物的区别，将有治疗功能的物质均归于药物；而用于饱腹充饥，给人体补充能量的物质归纳为食物，因此便有了"药食同源"的说法。《淮南子·修务训》中载"神农尝百草之滋味，水泉之甘苦，令民知所避就"，就是最好的依据。

中国传统的"药食同源"思想是"寓医于食"的反映，包含着中医药学中养生、食疗和药膳等内容。中医学认为"药补不如食补"，中医食疗在疾病预防与辅助治疗方面发挥着重要的作用。如孙思邈在《备急千金要方》中曾写道："食疗不愈，然后命药。"这告诉人们，患病后首先要知其根源，然后可用饮食调养与疗愈，是药三分毒，药治不如食治。

世界癌症研究基金会的癌症预防建议指出，30％～50％的癌症病例其实都可以遵循健康的饮食和生活方式来预防。根据前文所述，鼻咽癌的发生与不合理的饮食、吸烟、饮酒等密切相关。因此，在鼻咽癌的防治过程中，须注重患者的饮食调理，健康的饮食是早日康复的关键。在饮食上，可以在专业人士的指导下，一方面从"药食同源"的角度出发，借助食物的力量抑制癌细胞的增殖，缓解由于放疗、化疗引起的机体不良反应，提高治疗效果；另一方面可以通过补益气血的方式，提高人体正气，增强机体的抗癌力。

防控鼻咽癌，吃对才有益

维生素 C：降低患头颈部癌症的风险

维生素 C 可能是人们最熟悉的一种营养素，在预防维生素 C 缺乏症（曾称坏血病）、抗氧化、清除自由基、护肤、延缓衰老、增强人体免疫力等方面发挥着积极的作用。不仅如此，维生素 C 在防控癌症方面，也有一定疗效。有病例对照研究发现，适当摄入维生素 C 补充剂能够降低 24％患头颈部癌症（包括鼻咽癌）的风险。这与维生素 C 能够抑制亚硝胺的形成，阻断致癌物质代谢激活等的作用有关。

鼻咽癌患者放疗后期容易出现口腔溃疡，而维生素 C 能够有效控制口腔内的酸碱值，使口腔环境呈酸化状态。这不仅能够有效抑制细菌的繁殖，还能够对唾液腺起到保护作用，刺激唾液分泌，缓解口干症状，助力口腔溃疡及时恢复。

根据《中国居民膳食营养素参考摄入量》（2013版）建议，维生素C的推荐摄入量为100毫克/天。维生素C的主要来源为新鲜蔬菜和水果，一般叶菜类蔬菜和酸味水果中维生素C的含量都较高，如卷心菜、番茄、刺梨、柠檬、柑橘、草莓、樱桃、枣等。

叶酸：抑制鼻咽癌细胞的增殖、扩散和转移

叶酸在促进细胞分裂和增殖中发挥着重要的作用，是许多生物和微生物生长所必需的营养素。

叶酸与许多癌症的发生有一定的关系，例如人类患结肠癌、前列腺癌及宫颈癌与膳食中叶酸的摄入不足有关。并且也有研究表明，在鼻咽癌的治疗中，叶酸制剂能够抑制鼻咽癌细胞的增殖、扩散和转移。但是酒精会干扰叶酸的正确转运和代谢，增加患癌的风险。此外，酒精会在口腔中产生乙醛，这可能会阻碍叶酸的生物利用度。

美国国家医学科学院的食品营养委员会在1998年提出：叶酸补充剂与膳食混合时的生物利用率比单纯来源于食物的叶酸生物利用率高1.7倍。因此，我们也可以适当地补充一些叶酸补充剂。食物中叶酸的良好来源有鸡蛋、动物肝脏、芹菜、蚕豆、香蕉等。

维生素E：促进放射性皮炎愈合

维生素E也叫生育酚，这是因为维生素E与动物的生殖功能和精子生成密切相关。除此之外，维生素E还具有抗氧

化作用，能够改善皮肤弹性，促进皮肤再生。

鼻咽癌患者的治疗常采用放疗，放射线容易造成皮肤出现瘙痒、红肿、滤泡、灼热疼痛等症状，外用维生素 E 能够改善局部皮肤血液循环和组织的营养状况，滋润皮肤。曾有学者发现，在鼻咽癌放疗过程中联合维生素 E 辅助治疗，能够有效改善微循环，促进表皮角质细胞再生，促进放射性皮炎的愈合，保护患者的皮肤。

维生素 E 在自然界中广泛存在，主要来源有植物油、豆类、坚果等。在日常生活中，很少会有人出现维生素 E 缺乏。建议每天摄入维生素 E 补充剂不超过 400 毫克，摄入大量的维生素 E（每天摄入 0.8～3.2 克）可能会出现中毒的症状，如肌无力、视物模糊、恶心、腹泻等。

硒：诱导肿瘤细胞凋亡

硒是人体的必需微量元素，具有很强的抗氧化功能，还能保护心血管和心肌的健康，同时它在抗肿瘤领域的重要作用也一直备受瞩目。

EB 病毒是鼻咽癌的一个危险因素，曾有研究发现，富硒大米提取物在 0.11 克/毫升的浓度下能够显著抑制 EB 病毒的转化，抑制率为 83.4%，并且提示富硒水稻可用于预防鼻咽癌。硒能够防治癌症的原理与硒能够诱导肿瘤细胞的凋亡、调节机体免疫功能、调控癌基因与抗癌基因的表达、阻断癌细胞分裂增殖的信息传递有关。

缺硒容易患克山病与大骨节病，但过量摄入硒也易引起中毒。中国营养学会对膳食硒的推荐摄入量是 60 微克/天，最高摄入量为 400 微克/天。海产品和动物内脏是膳食硒的良好来源，如牡蛎、猪肾、小黄花鱼等。

钙：与头颈部癌症的风险呈负相关

钙是人体含量最多的矿物质，参与构成人体的骨骼和牙齿。与此同时，钙在维持神经和肌肉活动、促进细胞的信息传递、促进血液凝固、维持细胞膜稳定性等方面，也发挥着重要的作用。

早在 1994 年就有学者揭示了鼻咽癌高发地区患者的血钙水平低于正常人的现象，并提示钙在鼻咽癌发病上是一个值得关注的因素。2013 年也有学者通过病例对照研究发现，摄入钙补充剂与患头颈部癌症的风险呈负相关。这可能与钙参与调节细胞凋亡、细胞增殖和分化有关。而调节癌细胞凋亡、抑制癌细胞增殖也是许多抗癌药物作用背后的原理。

那每天应该摄入多少钙呢？应该怎么摄入呢？根据 2013 年中国营养学会建议，成人钙的推荐摄入量是 800 毫克/天，最高摄入量不宜超过 2000 毫克/天。摄入钙最重要的方式还是"好好吃饭"，从天然食物中摄入的钙最可靠。钙含量较为丰富的食物有虾皮、苜蓿、黑芝麻、黑木耳、牛奶等。奶及奶制品不仅钙含量高，其吸收率也高，因此是钙的良好来源。

在日常生活中不仅应该注意多摄入一些钙含量丰富的食物，还需要蛋白质和维生素来促进钙的吸收和利用。例如维生素 D 在钙的吸收过程中发挥着重要的作用，而晒太阳是最直接、最方便获取维生素 D 的方式，建议上午 10 点左右、下午 4 点左右各晒半小时太阳为宜。

除了饮食补钙以外，运动也不可少。适当的运动会使我们的骨骼得到必要的刺激，阻止钙的加速流失。建议每周至少运动 5 天，每次运动不少于 30 分钟。

有机硫化物：减少广式咸鱼中的亚硝酸盐

百合科植物中的有机硫化物主要是烯丙基硫化物，其中尤以大蒜中的含量最为丰富。大蒜炒菜时可以增香，吃饺子时可以提味，或者成为佐料。不过有的人并不喜欢吃蒜，大概率是因为蒜的特殊"臭味"，大蒜虽然"臭"，但它能够发挥的作用却很"香"。

首先，大蒜中阿霍烯、烯丙基硫化物等有机硫化物能够实现抗氧化、抗突变、外源性解毒、抑制肿瘤转移等多种作用。许多流行病学研究已证实，大蒜中的有机硫化物对胃癌、肝癌、食管癌、结肠癌等多种肿瘤有明显的抑制作用。

其次，大蒜中的大蒜素能够阻断硝酸盐向亚硝酸盐转化。世界癌症研究基金会的第三版指南中指出，有充分证据表明，食用广式咸鱼会增加患鼻咽癌的风险。而有研究发现，用大蒜浸提液清除广式咸鱼中的亚硝酸盐，浓度为 3∶1（水∶大蒜），温度为 70 ℃，并处理 11 天时清除率最高，可达到68%。可见，大蒜对预防鼻咽癌有积极的作用。

值得注意的是，生吃大蒜可以将大蒜中有机硫化物的作用发挥到最大。但每次数量不宜过多，每次 2～3 瓣为宜。否则，有可能损伤胃黏膜，造成胃炎和溃疡。

另外，大蒜不宜空腹食用，可在饭后或是进餐中服用。

因为大蒜的"臭味"，对其"敬而远之"，怎么办？其实只要食用后用浓茶漱漱口，或嚼些口香糖、生花生米，或喝一杯鲜奶等，"臭味"自然就消除了。

姜黄素：缓解放疗后的炎症反应

姜黄素是多酚类化合物的一种，因为最早是从"姜黄"这种植物中提取出来的，故名为"姜黄素"。姜黄可不是我们日常生活中所吃的生姜，姜黄是一味药材，也是香料以及着色剂，印度咖喱的原材料之一就是姜黄。

姜黄素具有潜在的抗肿瘤作用。第一，在鼻咽癌放疗过程中，它能够杀死放疗抗拒性癌细胞；第二，姜黄素能够诱导肿瘤细胞凋亡，在姜黄素与鼻咽癌相关的研究中发现，姜黄素能够诱导 CNE－2Z 细胞凋亡，从而抑制癌细胞增殖，为姜黄素用于低分化鼻咽癌治疗，提供了一定的依据；第三，姜黄素具有抗炎作用，能够为缓解鼻咽癌患者放疗之后的炎症提供治疗方案。

人们平时摄入姜黄素最主要的来源是姜黄粉和咖喱，但姜黄素口服的吸收利用率很低，如果能配合黑胡椒一起食用，可以提高其利用率。

茶多酚：抗氧化、抗炎、抗肿瘤

茶多酚也是多酚类化合物的一种，是茶叶的主要成分，尤其是绿茶中含量丰富，具有抗氧化、抗炎、抗肿瘤、降血脂、防治动脉粥样硬化等作用。在抗肿瘤方面，茶多酚通过多种途径发挥着作用，例如抑制癌基因表达、抑制肿瘤转移、抗突变等。

根据国内许多学者的研究，茶多酚在鼻咽癌的治疗中也发挥着作用。例如茶多酚能够显著抑制鼻咽癌细胞的增殖，而且不会影响正常细胞；在动物实验方面，有研究表明不同浓度的茶多酚对人鼻咽癌裸鼠移植瘤有不同程度的抑制作用，且其抑制作用与剂量相关。在化疗过程中，茶多酚与其他化疗药物连用可以增强对鼻咽癌细胞的杀伤作用。

我国饮茶文化历史悠久，饮茶是摄入茶多酚的一个主要途径，只是饮茶也有注意事项。建议适度饮茶、避免饮用隔夜茶、避免空腹饮茶、避免睡前饮茶、避免用茶水服药等。只有科学饮茶，才能助力健康，发挥抑癌作用。

世界癌症研究基金会的权威结论

世界癌症研究基金会是一个国际性的联盟组织，是预防癌症研究领域里的权威。

2018 年 7 月，世界癌症研究基金会联合美国癌症研究所（AICR）和中国香港癌症基金会（HKCF）共同出版了第三份专家报告《饮食、营养、体育活动和癌症：全球视角》（简称第三版指南）。此次报告建立在 1998 年和 2007 年两版迭代更新的基础上，积累了 5100 万人的数据，涉及的队列研究更多，随访时间更长，数据更加可靠，是迄今为止关于生活方式和癌症预防领域最全面和权威的报告。

以下是第三版指南中关于食物与鼻咽癌之间关系的部分报道。

有充分证据表明

食用广式咸鱼会增加患鼻咽癌的风险

第三版指南指出：食用广式咸鱼会增加患鼻咽癌的风险。

广式咸鱼在一些文献或报道中也被称为中式咸鱼。前文已述，广式咸鱼在我国华南及沿海地区食用频率较高，是当地的特色美食。与其他咸鱼制作方法相似，其主要制作方法是用盐腌制后风干而成。呈现形式也多种多样：蒸，原汁原味；煎，鲜香馥郁；焗，饱满多汁，是许多人家从小吃到大的家常美味。

但早在1960年，就有研究认为咸鱼会增加罹患鼻咽癌的风险。2012年，"中式咸鱼"更是被世界卫生组织国际癌症研究机构（IARC）列为1类致癌物。1类致癌物是指已明确会致癌的物质。

国际癌症研究机构曾审查了从不同国家获得的关于咸鱼中N-亚硝胺水平的报告。在对我国116种咸鱼的浸水提液进行了强酸性亚硝化，并对前后4种挥发性N-亚硝胺进行了体外分析，发现N-亚硝基二甲胺含量增加了约70倍，而N-亚硝基哌啶含量增加了近200倍。这些结果证实了咸鱼中含有高浓度的N-亚硝基化合物前体物。因此，不管是广式咸鱼或是其他咸鱼都有致癌风险。

关于咸鱼致癌的机制，很多研究认为，腌制咸鱼时，需要用高浓度的盐来使鱼肉脱水，这个过程中容易产生亚硝酸盐。亚硝酸盐进入人体后，在胃酸环境下会转变成亚硝胺类物质，具有很强的致癌性。已有大量的体外实验以及流行病学研究发现，亚硝胺类物质与鼻咽癌、胃癌、食管癌的发病有关。有学者发现，每周至少食用一次咸鱼的人患鼻咽癌的风险是不食用或很少食用咸鱼的人的 4 倍，并且如果在儿童时期就经常食用咸鱼，其患鼻咽癌的风险更是会大大提高。

笔者在广州、深圳讲座时，亲眼见证了广东鼻咽癌高发的事实。讲座结束后，很多患者前来咨询关于鼻咽癌的饮食问题。其中有一名患者让笔者记忆深刻。该患者姓李，40 多岁，是深圳的一名公务员。鼻咽癌康复 8 年了，现在康复得不错，还经常去做义工，服务于社会，和笔者已成了好朋友。李先生和笔者一起吃饭时，他告诉笔者，广东这里有吃咸鱼的习俗，他从高中开始，就几乎每天吃咸鱼、咸菜。

其实，食用咸鱼也是国人自古以来的习惯，一点不吃也不可能。那么，如何健康吃咸鱼，健康吃腌制食品呢？这里有几点建议供大家参考：

（1）咸鱼配蔬果，营养人人爱。咸鱼及腌制食品都比较"重口味"，搭配蔬菜和水果的清淡，不仅很好均衡了口味，还为健康添了几分色彩。蔬果中含有大量的维生素 C，能够抑制具有致癌性的亚硝胺类物质的合成。同时还需注意在烹饪蔬菜时，以急火快炒为宜，采用淀粉勾芡或加醋烹调的方法也可以减少蔬菜中维生素 C 的损失。

（2）降低食用频率，减小食用量。尽量不吃咸鱼，如果食用，一个月 2~3 次，每次食用量不超过 50 克。

（3）健康吃咸鱼，烹饪方法要注意。在腌制咸鱼及其他食物时，最好在腌制 3 周后再食用，因为腌制品中亚硝酸盐的含量会随着时间的流逝而减少，3 周后就会降低至人体耐受的安全剂量范围内。亚硝酸盐溶于水，在烹饪咸鱼前，可以先将咸鱼用水焯一下，再沥去水。烹饪咸鱼尽量选择煮、蒸、焗的方式，避免油炸，油炸的温度越高，越容易产生亚硝胺。

有证据表明

• 食用红肉可能会增加患鼻咽癌的风险

第三版指南指出：食用红肉可能会增加患鼻咽癌的风险。

红肉是指烹饪前呈红色的肉，如猪肉、牛肉、羊肉等，因含有丰富的肌红蛋白和血红蛋白，呈血红色，因此得名。这些肉类脂肪含量较高，尤其是含有较高的饱和脂肪酸。

红肉对于人类来说是蛋白质、各种矿物质和维生素的良好来源。适量摄入红肉能为机体提供必需的营养素和能量。例如：每天摄入 200 克牛肉就能满足人体一天所需 60% 的蛋白质，80% 的维生素 B_6、维生素 B_{12} 及维生素 PP（烟酸），50% 的铁和锌。

但 2015 年，世界卫生组织国际癌症研究机构将红肉归为"2A 类"致癌物，即可疑致癌因素。虽然红肉对人体致癌性的证据有限，但对实验动物致癌性证据充分。

第一，红肉中铁含量丰富，且以血红蛋白铁的形式存在，虽然是人类膳食铁的良好来源，但有研究认为，红肉中高含量的血红蛋白铁已被证明可通过刺激 N-亚硝基化合物的内源性形成，诱发鼻咽癌。

第二，当肉类在 200 ℃ 条件下，尤其是长时间煎炸烧烤时会形成杂环胺，杂环胺具有致癌和致突变的作用。

第三，肉类在油炸之后容易形成反式脂肪酸，长期大量摄入反式脂肪酸会增加心脑血管疾病发生的概率；也有一些研究表明，反式脂肪酸的摄入与糖尿病和许多癌症的发生有关。

虽然红肉在烹饪与加工过程中容易产生有害物质，但对于国人来说，红肉，尤其是猪肉一直是餐桌上肉类的主角。那么平时吃肉时，要注意哪些方面呢？

（1）红肉适量吃，白肉优先上。2022 年版的《中国居民膳食指南》中就提到，要适量吃鱼、禽、蛋、瘦肉，每周最好吃鱼 2 次，畜禽肉 300～500 克。

（2）降低烹饪温度。120 ℃以上的高温烹饪时可能会产生多种致癌物，应尽可能避免油炸或油煎，油炸时如果采取间歇油炸的方式，即炸了一遍后捞出再炸一遍，也可有效避免有害化合物达到危险水平而致癌。

食用加工肉可能会增加患鼻咽癌的风险

第三版指南指出：食用加工肉可能会增加患鼻咽癌的风险。

加工肉是指通过腌制、熏烤或其他处理方式的肉类，如香肠、火腿、肉类罐头等。一些地方特产，如四川灯影牛肉、平遥牛肉、新晃黄牛肉等也属于加工肉。过去，这些加工方法是用来储藏肉类的重要手段之一（当时市场经济不发达而且冷藏技术匮乏）。现代城市里则更多的将其看成是一种风味特色食品，以调剂口味。

在加工肉中，亚硝酸盐是重要的护色剂，在配料表中就是食品添加剂亚硝酸钠，能够使食品呈现良好的色泽，提高食品的风味，还能抑制肉毒杆菌的发生。但当亚硝酸盐遇到蛋白质后就会生成亚硝胺，而亚硝胺具有明确的致癌性。如果我们使用油煎的烹饪方式处理加工肉，那它的致癌性就会进一步增加。

尽管如此，人们还是不能完全拒绝加工肉制品的诱惑，那怎么办呢？可以试用下列方法：

（1）对添加了亚硝酸盐的腌肉、香肠等，食用前要多加日晒，亚硝胺对日光较敏感，在紫外线下容易分解。

（2）亚硝胺在醋的作用下易于分解，烹调时调配些醋，则可以减少亚硝胺的危害。

（3）腌肉制品应避免油煎，因高温油煎后可产生亚硝基吡啶烷，使致癌性剧增，故日常生活中要避免食用油煎的香肠和咸肉。

（4）食用腌肉制品时还应多食用一些富含维生素 C 的蔬菜水果，有利于中和/削减亚硝胺的毒性。

食用非淀粉蔬菜可能会降低患鼻咽癌的风险

第三版指南指出：食用非淀粉蔬菜可能会降低患鼻咽癌的风险。

非淀粉蔬菜是指每 100 克蔬菜的碳水化合物含量少于或者等于 5 克。包括绿叶菜、根茎菜、瓜果菜、茄瓜菜等，如西蓝花、卷心菜、菠菜、甘蓝、胡萝卜、菜花、生菜、黄瓜、番茄、大葱、白萝卜等。常见的淀粉蔬菜有土豆、藕、紫薯等。

非淀粉蔬菜膳食纤维丰富，富含人体所必需的维生素及矿物质。其可能具有的抗癌性保护机制包括减少对 DNA 的损伤，促进癌细胞凋亡等。除此之外，膳食纤维还能进入结肠发酵产生短链脂肪酸，不仅可以维护肠道微生物菌群的健康，增加粪便的黏性和膨胀度，促进排便，还能抑制慢性炎症的进程。

有研究发现，食用非淀粉类蔬菜和水果与降低患呼吸道、消化道癌（包括鼻咽癌、口腔癌、咽喉癌、肺癌、食管癌、胃癌和肠癌）的风险之间可能存在联系。在一项荟萃分析中显示，摄入新鲜蔬菜最高组者患鼻咽癌的风险能够降低 36%。但对于腌制的非淀粉蔬菜（如泡菜、雪里蕻等），鼻咽癌的风险随着腌制蔬菜摄入频率的增加而增加。

在 2022 年版《中国居民膳食指南》中指出，要餐餐有蔬菜，天天吃水果，蔬菜每天摄入量不小于 300 克，水果每天应摄入 200～350 克。但是尽量不要食用腌制过的非淀粉蔬菜，因为也会有亚硝酸盐的产生。

四

注意饮食宜忌，方能胜券在握

　　鼻咽癌的发生是多种因素相互作用的结果，而饮食因素是其中很重要的一个方面。鼻咽癌的治疗和康复过程中，应该吃什么，不应该吃什么，应该怎么吃，是很多鼻咽癌患者一直关心的问题。合理的饮食对于鼻咽癌的治疗和康复起到重要作用，这不但被中国历代医药学家所肯定，而且也为西医学所证实。汉代张仲景在他所著的《金匮要略》里也写道："所食之味，有与病相宜，有与身为害，若得宜则益体，害则成疾。"

　　由于鼻咽癌患者所处地理环境、年龄、性别、体质等不同，所以饮食的宜忌也不同，这就是中医所提出的"三因制宜"，只有因人、因地、因时的饮食方案才是真正合理的。

饮食宜忌

　　鼻咽癌属于中医"控脑砂""上石疽""失荣症"等范畴。明代张三锡在《医学准绳六要》中认为其病因为："至如酒客膏粱，辛热炙腻太过，火邪炎上，孔窍壅塞，则为鼻渊，鼻顺法涕如涌泉，渐变为鼻痔等证。"指出了饮食偏嗜、饮酒过度、膏粱厚味等饮食因素对鼻咽癌形成的影响。而现代研究证实，被称为"广东癌"的鼻咽癌，其发病的确存在不良饮食因素。

适宜饮食

（1）注意食物的多样化及烹调的考究，以利于患者摄入足够的营养：饮食须清淡而富有营养，尤需给予足够的蛋白质和维生素。主食应以半流质或是软烂食物为好，副食要多吃新鲜的蔬菜水果，饮食口味宜清淡、甘润，不宜过食生冷的食物，以免生寒伤胃。晚期患者多属气血不足、阴阳俱虚，宜用软烂、营养充足、色香味俱佳的食物，如粥、羹、汤等。

（2）放疗期以局部护理为主，刺激局部黏膜：鼓励患者多饮水，多喝淡饮料、果汁、牛奶等；放疗期食物宜软，忌坚硬、粗糙、过烫之物，以免损伤被放射线灼伤的口腔、咽部黏膜，用吸管吸食液体食物可减少对口腔黏膜的刺激；同时可口含话梅、罗汉果、橄榄、青梅、无花果等，刺激唾液分泌，减轻干燥症状。

（3）放疗后多用滋阴生津、润燥清火之品：如葡萄汁、梨汁、橘汁、西瓜汁、橙汁、乌梅汤、绿豆汤等汤汁类食品；可多食用荸荠、白萝卜、梨、山楂、柑橘、银耳、藕等蔬果；还可以选用枸杞子、石斛、麦冬、百合、菊花、鱼腥草、马齿苋、芦根等清热生津的药食两用之品。

（4）增强免疫力：免疫功能低下者，可适当选用灵芝、黑木耳、银耳、香菇、蘑菇等菌菇类食物，也可多食用海带、紫菜、龙须菜、海蜇等有化痰散结功效的食物。

（5）注意口腔卫生：饭后可用淡盐水漱口。在 500 毫升的温开水中，加三四克盐，每天含漱四五次，每次含漱至少 1 分钟。含漱时，要交替用鼓颊和吸吮动作漱口，以清除松动的牙垢。放疗后一年内避免拔牙。

（6）常做张口运动：经常张口，使口腔黏膜皱襞处充分进行气体交换，破坏厌氧菌的生长环境，有预防口腔继发感染的效果。

（7）不要捏鼻、挖鼻和用力擤鼻涕：鼻咽部血管丰富，放疗后易引起局部黏膜组织损伤，用力或轻触都会导致出血，所以尽量不要捏鼻、挖鼻和用力擦拭。

禁忌饮食

（1）忌食烟熏、油炸、火烤、腌制食物：咸鱼、咸肉等食物亚硝酸盐含量比较高，这些食物都可能导致鼻咽癌的发生，而且这些都是"广东癌"好发的主要原因。

（2）忌嚼槟榔：在湖南、海南地区，许多人都喜欢嚼槟榔，而且容易上瘾，也有成瘾性。槟榔吃多了也可能导致鼻咽癌，所以槟榔也是禁忌的食物。

（3）禁忌烟酒：有专家表示，吸烟加上酗酒，头颈部癌症的发病率要比不吸烟、不喝酒的人高出足足 15 倍；而且患了鼻咽癌之后，饮酒、吸烟会进一步加重病情，促进癌症复发和转移。因此，鼻咽癌患者应禁忌烟酒。

（4）忌食发霉食物：1988 年，国际癌症研究机构将黄曲霉毒素归为 1 类致癌物。发霉的食物（如花生、瓜子或玉米等）中含有大量的黄曲霉毒素，因此，霉变的食物，坚决不可食用。

（5）忌食辛热食物：如羊肉、狗肉、辣椒、花椒、芥末、八角、桂皮、大蒜等。这些辛辣热性的食物会刺激口腔、咽部黏膜，使得人体津液亏耗，加重病情。

三因制宜调饮食

传统医学认为，疾病的发生、发展与转归受多方面因素的影响，如年龄、季节、地理等，因而在治疗上须依据疾病与不同制约因素的关系，因人、因时、因地制订相适宜的治疗方法，才能取得预期的治疗效果，这就是传统医学中的"三因制宜"理论。三因制宜是中医学整体观念和辨证论治在治疗上的体现，其中"天-地-人"的概念，暗含着传统医学天人合一的思想。

因时制宜调饮食

早在《黄帝内经》中就有"人与天地相应也"之说。自然界四时气候的变化，使万物形成了生、长、收、藏的自然规律，且无时无刻不在影响着人体。因此，人体的一切生命活动都应顺应四时阴阳消长、转化的客观规律，否则就会导致疾病的发生。

春天：防过敏，养肺以强鼻

春天阳气升腾，万物萌生，生机勃勃。风为主气，正值"百草回芽，百病易发"之时，而人体腠理由冬令的致密转为疏松，外邪易侵。天气乍暖还寒，多风，冷热不均，人体刚越过冬天，抵抗力较弱，对这种温差变化往往难以适应。鼻腔直接跟外界相通，很容易受外界环境刺激。所以要提高自身抵抗力，减少外界不良刺激。

饮食建议

（1）增加饮食中优质蛋白质，提高免疫力：早春时，气温偏低，要防止因受寒引起的鼻塞、流鼻涕等症状，避免患者病情加重。因此，建议膳食中增加富含优质蛋白质的食物，如动物肝脏、鱼肉、瘦肉、蛋黄、大豆、香菇等，以增强机体免疫力。

（2）肺开窍于鼻，健脾以养肺：中医学认为，春季木旺易伤脾土，导致人体的消化功能受损。而土生金，加强脾胃功能可以提升肺气，肺气充足，鼻窍的适应能力才能增强。因此，对于鼻咽癌患者来说，春季尤其要多食健脾养胃的食物，如栗子、玉米、芡实、全谷类等，以补肺养肺而强鼻。

（3）忌黏腻食物，以防引发体内伏痰，加重病情：黏腻生冷的食物，如年糕、青团、红烧肉、汤圆、奶茶、冰淇淋等，不仅不易消化，而且会损伤脾胃，脾运失健，助湿生痰；脾为生痰之源，肺为储痰之器，痰湿会加重鼻咽癌患者的症状。

食疗推荐方

◆ 扁豆山药芡实粥

食材：扁豆 30 克，山药 30 克，芡实 30 克，粳米 60 克。

制法：将扁豆、山药、芡实、粳米同煮后食用。

功效：本方主要适用于脾胃虚弱的鼻咽癌患者，表现为鼻塞、脓性鼻涕、嗅觉减退、乏力、食少、腹胀、面色苍白、便溏等。

◆ **白扁豆鸡汤**

食材：白扁豆 50 克，砂仁 10 克，丝瓜 30 克，去皮鸡腿肉 100 克，盐适量。

制法：鸡腿肉洗净焯水，沥干待用；白扁豆洗净，泡好；丝瓜削皮，切块；将鸡腿肉、白扁豆、丝瓜、砂仁一起放入锅中煮，直至白扁豆熟烂。食用时，去砂仁，加盐调味即可。

功效：扁豆、砂仁具有健脾化湿的功效；丝瓜性甘、凉，具有清热化痰的作用。三者一起食用，有化痰祛湿、健脾补肺之功；与鸡肉一起煮汤食用，有利于胃肠消化吸收，增加营养。本方适用于脾肺虚弱，营养状况欠佳的鼻咽癌患者。

夏季：清热解毒与健脾养津并重

夏季气候炎热如火，阳气极盛，暑气当令。暑为阳邪易升发上扰头目心神，易伤津耗气，夹湿伤人，故应夏日防暑。夏季暑热偏盛，汗多耗气伤津，脾胃功能减弱。

鼻咽癌患者经过放疗后，常常口咽干燥，内热偏盛，夏季酷暑更加剧了患者的不适。因此，鼻咽癌患者夏季尤其要注意清热解暑、养阴生津。

饮食建议

（1）以清淡少油饮食为宜，养心健脾：夏季炎热多雨，湿邪易伤脾胃，导致脾胃功能低下。因此，鼻咽癌患者宜多食清淡的蔬菜、时令瓜果、凉拌菜及丝瓜汤、冬瓜汤、绿豆汤等。在饮食调配上，要注意食物的色、香、味（以绿色、白色、清香和淡味、酸甜味为宜），以增进食欲。做菜时，可适当加醋和姜，不但可增加风味，而且有减少维生素的损失及杀菌、消暑、提高食欲等作用。

除此之外，还可服用一些健脾祛湿的中药，如白术、莲子、茯苓、藿香、白扁豆等。

夏季与五行中的心相应，养心可多吃一些清热解暑的食物以清泄身体产生的内热，也可服用一些辛凉发散或清暑的中药，如菊花、薄荷、荷叶、金银花、连翘等，以清心火、散暑热。夏季火热偏盛，鼻咽癌患者更是难熬，应忌食辛辣、煎炸油腻、肥甘厚味之品，以免生湿、生热、生火，加重病情。

（2）清热与养津并重：夏季暑热偏盛，汗多耗气伤津，鼻咽癌患者更容易出现口鼻干燥、心烦、失眠、气喘等症状，饮食养生宜清热解暑、益气生津。可多吃性偏凉的食物，如竹叶、绿豆、西瓜、莲子、苹果、枇杷、哈密瓜、番茄、荸荠等；也可适当增加些苦味食物，如苦瓜、苦丁茶、苦荞等，以清暑祛火；同时可适当补充一些清凉解暑的饮料，如淡盐温开水、淡茶水、酸梅汤、绿豆汤、荷叶茶等，以防止因夏季多汗引起的电解质流失。

夏季在五行中属火，是一年里阳气最盛的季节，自然界万物盛长而成实，人体要顺应夏季阳盛于外的特点，注意做到保护体内的阳气，少吃冷饮，以免损伤脾胃。饮食以清淡为主，少吃高脂厚味的食物。

（3）多食清淡润肺的食物：中医学认为，养肺润肺可以祛心火，夏季心火偏盛，宜多食润肺养肺的食物，如百合、银耳、豆浆、芦根等。

清淡饮食不仅可起到清热祛暑、敛汗补液的作用，还有助于增进食欲。新鲜蔬菜瓜果如番茄、黄瓜、冬瓜、丝瓜、西瓜之类，清淡宜人，既有营养又有预防中暑的作用。

（4）多食祛暑利湿的食物：夏季暑热盛，湿度大，人体易出现胸闷、乏力、食欲不振、身体困重等表现。建议多食茯苓、茄子、芥菜、冬瓜、薏苡仁、金银花、赤小豆等食物，以清暑、祛痰湿。

（5）忌食辛辣、刺激性食物：酷暑炎热，辛辣、刺激性食物摄入过多，会导致心火更旺，出现大便干结、口鼻干燥、干咳等问题，加重病情。故对于鼻咽癌患者，夏季应忌食火锅、羊肉、狗肉、花椒、烤串等食物。

食疗推荐方

◆ **竹叶石膏粥**

食材：鲜竹叶 15 克，生石膏 40 克，麦冬 20 克，粳米 100克，冰糖适量。

制法：将生石膏、鲜竹叶、麦冬兑水煎煮，取药汁 250 毫升，放入淘洗净的粳米煮至熟，稠时可随时再兑入清水，加冰糖调味。

功效：本方可清热生津、益气和胃、降逆除烦，可作早晚餐食用，适用于气阴两虚的鼻咽癌患者。

◆ **玄参麦冬山豆根茶**

食材：玄参 15 克，麦冬 10 克，山豆根 10 克，金银花 15克，生甘草 3 克。

制法：将以上 5 味洗净，入锅，加水适量，煎煮 2 次，每次半小时，去渣取汁即成。代茶频饮，每天 1 剂。

功效：本方可滋阴润肺、清热生津、利咽止渴，适用于鼻咽肿痛、口干咽干的鼻咽癌患者。

◆ 杏仁银耳小豆粥

食材：苦杏仁 6 克，甜杏仁 15 克，银耳 30 克，赤小豆 25 克，粳米 50 克，冰糖适量。

制法：将杏仁用开水烫泡 15 分钟，去皮；银耳用温水泡发开，洗去泥沙杂物，去根，上笼蒸 1 小时发透；赤小豆和粳米淘洗干净。赤小豆放锅内，加水煮至酥烂，加入粳米及适量清水煮至米熟，入杏仁、银耳、冰糖，继续煮至米烂成粥。每天服食 2 次，连服 15～20 天为 1 疗程。

功效：本方滋阴润肺、清热生津、解毒定喘、化痰止咳，适用于鼻咽癌放化疗后食用。

秋季：润肺生津防干燥

秋季气候转凉，阴气始盛，阳气渐衰，呈现天气清凉劲急、万物肃杀的自然状态。秋季燥为主气，易伤津液，深秋季节气温变化较大，易受凉感冒，故秋防燥冷。秋季与五行中的肺相应，中医学认为，肺开窍于鼻，肺气通于鼻，鼻咽为呼吸之通道。《灵枢·脉度》指出："肺气通于外，肺和则鼻能知香臭矣。"若肺气失调，可累及鼻病。因此，秋季是鼻咽癌患者保健、增强鼻咽部功能的绝佳时候。

饮食建议

（1）饮食调补分初末：初秋时分，"秋老虎"颇凶，气候炎热，再加上胃肠经过盛夏的消磨，胃肠功能较弱，因此秋季鼻咽癌患者进补应选用"润燥不腻，甘淡滋润"之品，如梨、柿、柑橘、香蕉、杏仁、胡萝卜、南瓜、冬瓜，以及菌类、海带、紫菜、豆类及豆制品、蜂蜜、芝麻、核桃等。

仲秋时节，大自然一派"津干液燥"的征象，如口鼻咽喉干燥、干咳、皮肤干裂、大便秘结等，鼻咽癌患者会感受更明显，加重了身体的种种不适感，降低了生活质量。此时可多吃些润肺生津、养阴清燥的食物，如梨、葡萄、石榴、甘蔗、燕窝、银耳、鲜藕、莲子、萝卜、菱角、柿子等，其中以梨尤佳，因梨性甘凉，肥嫩多汁，具有清热解毒、润肺止渴、养阴开胃、化痰通便之功能，非常适合鼻咽癌患者秋燥不适者。另需多喝温开水、淡茶、菜汤、果汁等，多食新鲜蔬菜。对鼻干燥出血者可用藕片煮粥食用；对大便干燥者可多饮蜂蜜以润肠通便。

晚秋气温逐渐下降，在加强营养、增加食物热量的同时，要注意少食性味寒凉的食物，并忌生冷。可用 1～3 个核桃肉（连紫衣）与 1～3 片生姜同嚼服食，以预防患者在秋季出现咳喘的表现。

（2）慎食辣，多食柔润食物：忌食辣椒、胡椒、芥末等辛辣食物，以免伤津耗气。可多食柔润食物，如芝麻、苹果、蜂蜜、莲子、银耳、南瓜子仁、鸡肉、大豆等。

（3）适当食用缓解悲伤情绪的食品：秋季与五志中的忧相应。鼻咽癌患者因疾病的影响以及由此带来的生活上的种种不适，使得很多患者在秋季肃杀的季节更显情绪低落，其至产生抑郁表现。

B 族维生素可以营养神经，调节内分泌，达到平衡情绪、松弛神经的效果。粗粮富含 B 族维生素，可促进新陈代谢，平衡情绪，松弛神经。香蕉能增加大脑中使人愉悦的 5 - 羟色胺的含量，帮助驱散悲观、烦躁的情绪，保持平和、快乐的心情。杏仁富含镁、钾等重要的神经传导物质，有利于稳定神经系统。常吃这些食物，可帮助鼻咽癌患者愉悦情志。

食疗推荐方

◆ **百合雪梨汤**

食材：雪梨1个，百合、麦冬各10克，胖大海5枚，冰糖适量。

制法：将雪梨洗净切成菱形块与百合、麦冬加水同煮，待雪梨八成熟时，放入冰糖、胖大海稍煮，挑出雪梨放碗内，倒入梨汁，余弃之。早晚服用。

功效：本方可滋阴清热、养津除烦，适用于口干舌燥、鼻干的鼻咽癌患者。

◆ **百合功劳粳米粥**

食材：华南十大功劳15克，百合30克，粳米50克，冰糖适量。

制法：将百合逐瓣剥下来，撕去表皮放入清水浸泡1~2小时后捞出；华南十大功劳洗净，装入布袋中，扎紧袋口，粳米淘洗净。将纱布药袋、百合放入锅中，加水适量，用大火烧沸，转入慢火熬煮30分钟，去纱布药袋，下粳米，加水用火烧沸，煮至米熟，加冰糖，熬至百合熟、米烂成粥即成。每天服3次，连服10~15天。

功效：本方可滋阴清热、解毒消肿、润肺止咳，适用于体虚、肺热燥咳、心烦乏力、低热盗汗的鼻咽癌患者。

◆ **百合二冬膏**

食材：百合、天冬、麦冬各250克，蜂蜜适量。

制法：将百合、天冬、麦冬洗净，加清水用文火煎煮2小时，过滤取汁浓缩成膏，每 100 克清膏加蜂蜜 50 克混匀。每天早晚各用白开水调服 15～20 克。

功效：此方具有养阴清肺、润燥止渴之功效，适用于治疗燥咳痰少、咽喉干痛、口唇干裂、心烦失眠的鼻咽癌患者。

冬季：补肺强鼻道

冬季阴气盛极，万物收藏，人体阳气衰减，此时应顺应冬时之气而养阴养脏。合理的调整饮食，育阴潜阳，补益肺肾，多吃温热食物，保证人体必需营养素的充足，以提高人体的耐寒能力和免疫功能。

饮食建议

（1）饮食宜温："温"有两层含义，一为适当选择温性食物，有助于保护体内的阳气，以免阳气消散，如可多食些核桃、刀豆、栗子、大枣等，这些食物既可以补充足够的营养，又有助于保护身体内的阳气。如果属于湿热型或痰湿型体质的患者，不建议食用。对于特别怕冷的人，可以多补充些块茎和根茎类蔬菜，如胡萝卜、藕、薯类等，也可摄入一些高热量且富含蛋白质的食物，如鸡肉、鸭肉、猪肚、牛奶、八宝粥、黄豆等。二为食物温度宜温，不要吃冷食。但像胡椒、尖椒、花椒、桂皮等辛辣燥热的食物，不宜多吃。

（2）补肺气、增强鼻腔适应力：肺主一身之气，调节全身气机。冬季气候寒冷，寒凝气滞，肺气功能失常，鼻子受寒冷空气刺激，易出现鼻塞鼻涕，从而引发多种问题。因此，冬季鼻咽癌患者尤其要注意补肺气、养肺阳，可适当食用黄芪、白术、党参、沙参、麦冬、黄精等。

食疗推荐方

◆ **枸杞根散**

食材：枸杞根 50 克，小麦 50 克。

制法：将枸杞根放入锅中，加清水适量煎煮，去渣取药汁，加入小麦，浸渍一夜，晒干研末。可用温开水送食，每天早晚各 1 次。

功效：本方可滋阴补肾、养心安神，适用于鼻咽癌手术后及放疗后出现头晕目眩、口燥咽干、五心烦热、精神恍惚、烦躁不安者。

◆ **黑豆芝麻汁**

食材：黑芝麻 10 克，黑豆 20 克，香蕉半根。

制法：黑豆洗净提前泡发，入锅煮熟，捞出；香蕉去皮，切段；将黑豆、黑芝麻、香蕉放入搅拌机中，加入适量温水后打成汁即可。

功效：黑芝麻性甘、平，具有补益肝肾、润肠通便的功效；黑豆具有补血养肾的作用。中医学认为，黑入肾，黑色的食物具有补肾益精的作用，故黑芝麻与黑豆同食，具有补血养肾益精之功，适合于头目眩晕、精神萎靡、乏力的鼻咽癌患者。痛风患者不宜食用。

◆ **黄芪虫草汤**

食材：黄芪 30 克，老鸭 1 只，北虫草 10 克。

制法：老鸭宰杀后去内脏，放入黄芪、北虫草后缝合，加水适量，炖至老鸭熟烂，加盐调味，取出药渣即可。

功效：黄芪性甘、微温，具有补气升阳、生津养血的功效；北虫草可补肾益肺，其中虫草素具有很强的抑制、杀伤肿瘤细胞的作用。将其与鸭肉炖服，具有益气养血生津，补肾固本的功效，尤其适用于体虚乏力、没有胃口或者冬季特别怕冷的患者。临床中有的患者一味追求冬虫夏草，其实没有必要。一来冬虫夏草稀有价高，一般人承受不起；二来由于资源有限，真正的冬虫夏草非常少。其实北虫草功效也不输冬虫夏草，而且价格亲民，性价比更高。

因地制宜调饮食

前文已述，鼻咽癌之所以被称为"广东癌"，与广东地区鼻咽癌发病率高居全球首位有关。世界上绝大多数鼻咽癌都集中在东南亚和中国华南地区，而广东地区人群患鼻咽癌的概率是低危地区的 20 倍。研究显示，鼻咽癌在华南地区高发，是由遗传、环境和 EB 病毒感染等多重因素综合导致的。

鼻咽癌发病也与广东地区的饮食习惯有关系。百越部落遗留下来的风俗和饮食习惯，尤其是两广地区的居民喜欢吃腌制的咸鱼等食物，也会增加鼻咽癌的患病风险。

但是，这些遗传因素和环境因素加在一起，只会使鼻咽癌的发病风险增加几倍，并不能完全解释广东地区鼻咽癌发病率超过低危地区 20 倍的原因。因为有个奇怪的现象无法解释：除了广东人，全世界其他地区绝大多数人也都被 EB 病毒感染过，但他们并没有都因此而患上鼻咽癌。据统计，我国 3～5 岁儿童被 EB 病毒感染过的比例高达 90％以上。如果 EB 病毒是致病元凶，为什么偏偏广东人感染了就出问题？

直到 2019 年，来自中国和新加坡的科学家团队在《自然·遗传学》上发表的一篇突破性论文，给这个问题提供了一个新的可能答案：EB 病毒在亚洲发生了突变，产生了一种能导致鼻咽癌的高危亚型，而这个高危亚型病毒在广东人群中广泛传播。科学家惊奇地发现，鼻咽癌患者感染的 EB 病毒和健康人群感染的 EB 病毒是不同的。广东地区 80% 的鼻咽癌患者体内都存在一种独特的高危病毒亚型，被称为 BALF2 - CCT 亚型。研究发现，如果一个人感染了这种高危 EB 病毒亚型，他的鼻咽癌发病风险将比感染低危亚型的人增加 11 倍。而非洲和欧洲极少有人感染这个高危亚型，中国北方人群感染比例也低于 5%，但在华南地区感染这个高危病毒亚型的人群比例却高达 40%。这项研究对基础科学有很大贡献，包括首次发现与鼻咽癌相关的 EB 病毒高危亚型以及研究它的进化和分布，从而为鼻咽癌在广东的高发提供了一个合理的解释。它不仅有重要理论价值，而且对鼻咽癌预防、筛查、治疗都可能有直接帮助。

饮食建议

现在生活中大部分人都喜欢吃腌制食品，比如腌黄瓜和小菜等。

在鼻咽癌的各种致病因素中，不良的饮食是主要的致病因素之一，广东人爱吃的咸鱼中含有大量的亚硝酸盐，亚硝酸盐在体内会转变成致癌物质亚硝胺，而咸鱼也已经被证实是导致鼻咽癌最直接的一个危险因素。所以，建议平时最好别吃咸鱼，而且要少吃腌制食品，如腌酸菜、腌咸肉、火腿、香肠等。据调查显示，如果长期食用各类腌制品，特别是从小就开始食用这些食品的人，患上鼻咽癌的概率就要比其他人高出不少。

食疗推荐方

◆ **蜜果猪蹄汤**

食材：无花果 60 克（鲜品 120 克），猪蹄 2 只（约 600克），葱、姜、蒜、盐等调料各适量。

制法：将无花果、猪蹄洗净入锅，加水适量，小火炖至烂熟，下诸料即可。吃肉喝汤，经常食用。

功效：无花果肉中的胡萝卜素、维生素 D 可以阻止致癌物质亚硝胺的形成，并能分解人体内已形成的亚硝胺，具有防癌抗癌作用。猪蹄性平味咸，具有补血、解毒、脱疮的功效。本方可润燥补血、扶正抗癌，主要适用于鼻咽癌放疗后咽干舌燥，或晚期鼻咽癌气阴不足者。

◆ **参竹石斛粥**

食材：西洋参 10 克，玉竹 10 克，石斛 30 克，粳米 50克，冰糖适量。

制法：西洋参、玉竹、石斛洗净，装入纱布袋内，扎紧袋口，与粳米一起放入砂锅内，加水适量，文火久煮，米熟汤成，加冰糖调味即可。

功效：西洋参性味甘凉，有补肺气、降肺火、润肺燥、生津液的功能；玉竹可治肺胃燥热、津液枯涸，出现口干、鼻干等症；石斛补五脏虚劳羸瘦，强阴益精。此粥具有益气养阴、生津和胃的作用。

◆ **六汁饮**

食材：雪梨、荸荠、鲜莲藕、甘蔗、鲜麦冬、鲜芦根各250 克（如为条件所限，短缺一两样也无碍）。

制法：将上述食物分别洗净，切碎压榨取汁，混合搅匀，频喝，或隔水炖后冷藏分服。

功效：本方可养阴清热、凉血止血，适用鼻咽癌属气阴亏虚者。

因人制宜调饮食

因人制宜而养生是三因制宜中最重要的方面。人一生有幼、长、壮、老各个阶段，体质各不相同，男女生理也有差异。因此，养生应该根据各人不同情况，采取针对性的措施。

老年患者：进食受限，少食多餐，可选用药粥

老年人因肾气日衰，正气不足，腠理不密，极易受邪致病，且一旦发病，往往病情不易控制，故老年人只有因时保健，顺应四时气候变化，才能保持人体阴阳与自然界四时之阴阳相对平衡，即"阴平阳秘，精神乃治"。

饮食建议

（1）少食多餐：老年人脾胃功能本已不足，鼻咽癌又加重了进食的难度，所以建议患者充分抓住每次进食的机会，尽量多进食。每次进食量不要贪多，吸收多少是关键，所以要一日多餐，这样可使食物容易被脾胃消化吸收。不管吃进去多少，不管吃了什么，一定要在脾胃的消化能力之内，其中一个很重要的标志就是每次进食都有饥饿感，自己的感觉很重要，不能只看吃了多少。

（2）控制腌制食品：老年人因脾胃功能下降，食欲减退，喜欢吃"开胃"的食物，如腌制食品。但是腌制食品中致癌物质 N-亚硝胺的含量非常高。在东南沿海地区，人们普遍都有食用腌制海产品的习惯，如咸鱼。咸鱼已被证实为导致鼻咽癌

最直接的危险因素之一。所以，对于不健康的饮食习惯，我们必须加以改变，特别是对于肿瘤患者尤为重要！

（3）多食粥类：老年鼻咽癌患者选择粥类是比较适合的一种膳食方式。粥的原料以粳米为主，可以适当搭配小米、绿豆、红豆、薏苡仁等食物。根据病情和症状，也可以选用清热解毒、消肿散结、凉血止血、养阴润燥、健脾开胃等中药，但所选之物的口味要易于被患者接受。

食疗推荐方

◆ 八宝健脾粥

食材：芡实、薏苡仁、莲子、红枣、龙眼肉、白扁豆、百合各10克，粳米150克。

制法：将以上材料放入锅中，加足量的水熬粥。可加冰糖调味，分数次食用。

功效：本膳食方营养丰富，尤其适用于脾肺两虚、体质虚弱的鼻咽癌患者。

◆ 莲子山药养阴粥

食材：百合30克，麦冬15克，莲子30克，山药30克，冰糖10克，粳米适量。

制法：上述食材依据个人口味可酌情加减。若是干品则需要用温水泡发。将准备好的莲子、百合、麦冬、山药分别洗净，放入锅中，加适量水、冰糖和粳米，武火煮沸；添加少量水，文火炖约1小时即可。

功效：此食疗方中百合、麦冬都有养阴润肺、生津清心的功效，再搭配莲子、山药、冰糖平补脏腑，助体内正气而祛外邪。糖尿病患者服用时不加冰糖，并且不宜多服。

◆ 山药枸杞炖猪脑

食材：怀山药、枸杞子各 30 克，猪脑 1 副，黄酒、精盐各适量。

制法：将猪脑撕去筋膜后浸泡在清水中待用。将怀山药、枸杞子洗净后与猪脑一起入锅，加适量的清水烧煮。煮约 2 小时后向锅中加入适量的黄酒和精盐，再炖煮 10 分钟左右即可。此方可每 3 天服用 1 剂。

功效：此方具有滋养肝肾、益气养阴的功效，尤其适合有心悸、气短、乏力和面色苍白等症状的鼻咽癌患者使用。

● **年轻患者：饮食清淡，生活规律**

鼻咽癌在儿童期很少见，随着年龄的增长，发病率逐渐上升，40～60 岁达到发病的高峰，随后发病率开始逐渐下降。年轻的鼻咽癌患者一般正气尚可，但发病急而重，主要是由于生活作息不规律、饮食不注意、精神压力大或吸烟喝酒导致。

饮食建议

（1）饮食要有节制：不可打乱日常饮食规律，应保证按时进餐，不要随便推迟正常的午饭和晚饭时间，更勿过饱过饥。切勿想吃就吃，毫无节制。年轻患者还有较多的社会应酬，很容易暴饮暴食，损伤脾胃，影响癌症康复。

（2）懂得释放压力：年轻人处于事业的发展时期，所以平时工作中容易出现焦虑、紧张等不良情绪。现在年轻人生活压力非常大，精神上一直处于持续的应急状态，会反馈性地诱发肠道反应，尤其是遭受挫折后，焦虑会引起体内某些激素分泌的改变和自主神经功能改变，而导致消化功能障碍、萎缩性肠炎，这也是诱发鼻咽癌的原因。因此，在如今社会竞争激烈、工作和生活压力均较大的当下，年轻人要学会释放压力，别绷得太紧，合理安排好日常作息。

（3）饮食宜清淡：现在很多年轻人都喜欢重口味，喜欢高盐类、咸熏和腌制的食物，患鼻咽癌的概率就会增加。平时应保持饮食均衡，多食新鲜的蔬菜、水果。另外，因为鼻咽癌患者鼻塞的症状严重，因此也不宜进食过于干燥、粗糙的食物。

（4）改善生活方式：生活方式也是引起鼻咽癌发病的一个重要原因，很多年轻人生活不规律，喜欢熬夜上网、爱喝碳酸饮料、饮酒吸烟，这些不健康的生活方式都会影响健康，甚至导致鼻咽癌的发生。

食疗推荐方

◆ 沙参煲猪肺

食材：猪肺 300 克，北沙参 20 克，桔梗 10 克，盐适量。

制法：将猪肺洗净、切块，锅置火上，注入适量清水，以大火烧沸，将猪肺放沸水中氽烫后捞出。北沙参、桔梗分别用清水洗净，净锅上火倒入水，调入盐，下入猪肺、北沙参、桔梗煲至熟即可。

功效：北沙参能清热养阴润肺；桔梗可宣肺祛痰、利咽排脓；猪肺可补虚、止咳、止血。此品具有滋阴清肺、益气补虚的功效，适用于气阴两虚的鼻咽癌患者。

◆ 银杏冬瓜粥

食材：银杏 20 克，冬瓜子 30 克，大枣 10 克，粳米 50 克。

制法：银杏、冬瓜子、大枣分别洗净，置锅中，加清水1000 毫升，加入粳米，武火煮开约 5 分钟，改文火煮约 30 分钟成粥，趁热饮用。

功效：本粥可利湿化痰益肺，适用于痰湿阻滞的鼻咽癌患者。

• 男性患者：戒除不良生活习惯

相对于女性来说，男性更容易患鼻咽癌，可能和不良的生活方式有一定的关系。女性往往比较注重合理饮食，饮食上放任自流的很少。很多男性因为患病前生活就不规律，常年酒肉应酬、高脂饮食、过度食用腌制类食物，患病后往往饮食上也欠科学、不合理。另外，很多男性有吸烟、饮酒等不良嗜好，这也是引起鼻咽癌发生的一个重要原因。

饮食建议

（1）戒烟戒酒：男性患鼻咽癌与烟酒有很大的关系，当香烟的烟雾通过咽喉进入肺，再从鼻腔喷出时，势必会刺激鼻黏膜上皮，导致黏膜上皮出现不典型增生，当这种增生难以控制时，便会渐渐向恶性肿瘤的方向发展。所以，长期大量吸烟不仅会损害人体的肺，而且还会诱发鼻咽癌。

另外，值得注意的是，即使自己不吸烟，但长期处于吸烟的环境中，烟雾经鼻腔吸入体内后刺激鼻黏膜上皮，同样会对鼻咽部造成危害。所以，吸二手烟同样会增加患鼻咽癌的概率。

据研究显示，喝酒与鼻咽癌存在量效的关系，重度饮酒能导致鼻咽癌致病危险性提高。如果既抽烟又喝酒，那危害更大。

因此，男性患癌后，饮食上的第一要务就是戒烟戒酒，别存侥幸心理！

（2）少食高油脂的食物，增加蔬果的摄入：2020年发表于《细胞》杂志中的一项动物研究指出：摄入高脂饮食引起的肥胖，会使小鼠体内的癌细胞增长，使免疫细胞得不到充分的营养，削弱了免疫细胞的抗癌能力，加快癌症的进程。

因此，减少红肉的食用，增加全谷类、蔬果的摄入，如西蓝花、菠菜、香菇、山药、红薯、荞麦、番茄、荸荠、香蕉、苹果、无花果、柑橘等。

食疗推荐方

◆ 芦根洋参柿霜粥

食材：芦根（鲜品）100克，西洋参10克，粳米50克，柿霜30克。

制法：将鲜芦根切成细段，加清水适量，煎半小时，去渣，取汁备用；将西洋参切细片，粳米洗净；用鲜芦根水煮西洋参、粳米成胶黏稀粥，溶入柿霜。随意饮用。

功效：本方可清胃止呕、益气祛痰，适用于痰湿阻滞的鼻咽癌患者。

◆ 腥草薏米粥

食材：鱼腥草30克（鲜品60克），全栝蒌15克，七叶一枝花30克，冬瓜子15克，生薏苡仁30克，冰糖适量。

制法：生薏苡仁浸透心，将全栝蒌、冬瓜子、七叶一枝花煎汤去渣后，加入鱼腥草、生薏苡仁煮粥，冰糖调味服食。每天1剂，一般可服3～4周。

功效：本方可健脾祛湿、清化痰热，适用于痰热蕴肺的鼻咽癌患者。

五
对症调饮食，提高生活质量

很多鼻咽癌患者临床上会出现相应的症状，严重影响了患者的生活质量。临床实践显示，通过合理的饮食和食疗方来缓解鼻咽癌患者的症状，患者大多愿意接受，而且已取得了明显的效果。因此，根据患者不同症状，采取针对性的饮食，对治疗有积极的帮助。

口鼻干燥：养阴生津润燥

在生活中，鼻咽癌患者经常会出现口鼻干燥的症状，尤其是在经过放疗以后，这个症状会进一步加重。有的鼻咽癌患者会因为口鼻干燥的折磨而失去食欲，甚至进食困难，难以吞咽食物。

鼻咽癌患者放疗后，血液黏滞，常常出现口干、咽燥、舌红等津液亏耗的症状，饮食中应增加养阴生津的食物，如萝卜汁、黄瓜、荸荠、莴苣、梨、银耳、鸭肉、百合、赤小豆、绿豆等。

食疗推荐方

◆ 荸荠豆浆

食材：荸荠 100 克，生豆浆 250 克，冰糖 25 克。

制法：将荸荠用清水洗净，用沸水烫约 1 分钟，放在臼内捣烂，再以洁净纱布绞汁待用，生豆浆放在锅内置火中烧沸，掺入荸荠汁水，待凉后倒入碗中，加冰糖搅匀即可。

功效：本品可润肺养胃、清热生津、止咳化痰。适用于鼻咽癌放疗后口干少津者。

◆ 百合梨汤

食材：梨 1 个，百合、麦冬各 10 克，胖大海 5 枚，冰糖适量。

制法：将梨洗净切块与三药同煮，待梨八成熟时，加冰糖适量，吃梨饮汤。

功效：本汤品能滋阴润肺、利咽生津，适用于鼻咽癌口鼻干燥者。

> **鼻涕带血：止血，忌煎炸**

涕血是鼻咽癌的早期症状，表现为从鼻腔中流出的鼻涕掺杂着血丝，以及习惯性地从口中回吸出的鼻涕带血，又称为回吸性痰中带血。涕血常发生在早晨起床后。涕血量不多时，经常被患者疏忽，误认为是鼻炎或鼻窦炎，或被当作咯血到呼吸内科就诊。

热盛者常症见身热口苦、咽干、鼻血、吐血、便结、尿赤等。宜进食冬瓜、番茄、藕、丝瓜、茄子、苦瓜、马齿苋等凉血止血、生津止渴之品，忌葱、蒜、姜及煎炸伤阴食物。夏天宜多食西瓜，冬天可食梨、甘蔗汁，有清热功效。

● **食疗推荐方**

◆ **鱼腥鹤草苇茎汤**

食材：鱼腥草 30 克，仙鹤草 30 克，芦根 30 克，薏苡仁 30 克，冬瓜子 15 克，瘦猪肉 100 克。

制法：瘦猪肉切细，其余药物洗净后一同放入锅内，加入适量水，文火煮 50 分钟即可。

功效：本品可清肺化痰、止血消积。鱼腥草清热排脓，仙鹤草止血补虚消积，瘦猪肉补益脾胃。

◆ **石上柏葛根猪肉汤**

食材：石上柏 30 克，猪肉 60 克，葛根 10 克，盐适量。

制法：将以上诸药洗净，瘦猪肉切片，放入锅内，清水适量，文火煮沸 30 分钟，加盐调味即可。

功效：本品可清热解毒、抗癌止血，适用于鼻咽癌患者出现鼻涕带血等症状。

◆ **仙枣赤豆粥**

食材：仙鹤草 90 克，赤小豆 50 克，生薏苡仁 100 克，大枣 20 枚，冰糖适量。

制法：生薏苡仁、赤小豆共浸半日，仙鹤草用布包，大枣去核。诸药加水，共煮成稀粥，加糖调味即可。每天数次，连服 10～15 天。

功效：本品可清热解毒、活血止血，适用于鼻咽癌患者出现鼻涕带血等症状。

鼻塞：通鼻窍，防感冒

　　鼻塞是鼻咽癌另一个早期表现，大多表现为单侧鼻塞。当鼻咽肿瘤增大时，可能出现双侧鼻塞。鼻炎也可引起鼻塞，但通常有以下 2 大特点不同于鼻咽癌：一是间歇性，白天劳作时鼻塞可减轻，夜间静坐时可加重；二是交替性，也就是侧着睡的时候，靠床的鼻腔易阻塞，上方的鼻腔通气良好。

● 食疗推荐方

◆ 参芪粥

　　食材：党参 15 克，黄芪 15 克，生姜 10 克，白芷 6 克，大米 100 克。

　　制法：将党参、黄芪、生姜、白芷浸泡 30 分钟，然后水煎取汁，加入大米煮至粥成。

　　功效：该粥主要适用于鼻咽癌之肺气虚弱证的患者，主要表现为鼻塞、喷嚏、多黏脓性涕、嗅觉减退，稍调风寒刺激症状就加重。

◆ 熏洗方

　　药材：辛夷 15 克，金银花 15 克，蒲公英 10 克，紫花地丁 10 克，防风 10 克，蝉蜕 5 克，黄芩 10 克，牡丹皮 8 克，菊花 8 克，白鲜皮 10 克，白附子 8 克，桂枝 8 克。

　　制法：将以上药物水煎取 500 毫升药液，趁热用药液蒸汽熏鼻，熏时患者应尽量深吸气，使药蒸气进入鼻腔内。待药液变温后，即可用药液冲洗鼻腔。每天熏洗 3 次。

　　功效：本方通窍散瘀、祛风止痒、清热消肿，主要适用于鼻塞、喷嚏、鼻涕多的鼻咽癌患者。

乏力：益气益血增体力

鼻咽癌患者病久体虚及术后、放化疗后气血耗损、元气大伤，临床常见乏力气短、形体羸瘦、头晕目眩、动则喘促等症状，宜进食瘦猪肉、鲫鱼、火腿、香菇、银耳、牡蛎、芦笋、菱角、芝麻、龙眼肉、胡萝卜等食物，以炖、煮法为宜；亦可配伍党参、当归、枸杞子、茯苓、黄芪等补中益气的中草药。忌坚硬、油腻、生冷食物，忌过饱，宜少食多餐。

食疗推荐方

◆ 虫草鸭肉汤

食材：鸭肉 150 克，冬虫夏草 10 克，红枣 5 枚，生姜 15 克。

制法：将冬虫夏草、生姜、红枣洗净；鸭肉洗净，斩块备用；把全部用料一齐放入炖盅内，加开水适量，文火隔水炖 2 小时，调味即可。随意饮汤食肉。

功效：本汤补气益精、健脾养胃，适用于鼻咽癌属虚损者，本方以滋补为主，凡外感发热、痰湿壅盛者不宜饮用本汤。

◆ 党参黄芪鲫鱼汤

食材：鲫鱼 1 条（约 250 克），党参 10 克，黄芪 30 克，大枣 5 枚。

制法：将党参洗净，切片；鲫鱼去鳞、腮、肠脏，洗净；黄芪、大枣洗净。把全部用料一齐放入炖盅内，加开水适量，隔水炖 2 小时，去黄芪，捞起鲫鱼，调味即可。饮汤食肉。

功效：本汤益气养血、补虚生肌。适用于鼻咽癌术后气血两虚，术后创口难以愈合者，若癌症属湿热者不宜饮用本汤。

◆ **芪合大枣汤**

食材：黄芪 10 克，干百合 5 克，大枣 5～8 粒。

制法：黄芪、干百合分别用水浸泡后，与大枣一起放入壶中煮沸 5～10 分钟。放凉饮用，亦可将汤汁放入米中煮粥。

功效：此方可益气养阴补血，特别适合鼻咽癌患者疲劳乏力、口干、怕冷的患者。

◆ **香菇芋芳粥**

食材：芋头 50 克，干香菇 5 克，粳米 100 克，冰糖或盐少许。

制法：干香菇泡发切丁，芋头削皮，切小块，粳米洗净加水，将香菇丁和芋头块一起放入米中，待芋头炖烂，米煮开花即可。根据自身口味，加入少许的盐或冰糖调味。

功效：本品适合腹泻、体虚、乏力的鼻咽癌患者常食。

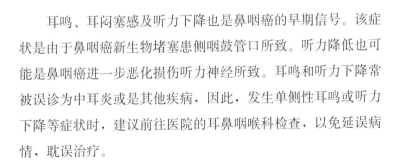

耳鸣：补肾益精祛肝火

耳鸣、耳闷塞感及听力下降也是鼻咽癌的早期信号。该症状是由于鼻咽癌新生物堵塞患侧咽鼓管口所致。听力降低也可能是鼻咽癌进一步恶化损伤听力神经所致。耳鸣和听力下降常被误诊为中耳炎或是其他疾病，因此，发生单侧性耳鸣或听力下降等症状时，建议前往医院的耳鼻咽喉科检查，以免延误病情、耽误治疗。

膳食中可适当食用一些补肾益精之品，如桃仁、枸杞子、茯苓等。

● **食疗推荐方**

◆ **菊花脑马蹄汤**

食材：菊花脑 100 克，荸荠 50 克，盐、味精适量。

制法：按常法加水煮汤，频频饮服。每天服 1～2 剂，连服 5～7 天。

功效：菊花脑味甘、性辛凉，具有散风清热、平肝降火等作用；荸荠味甘性寒，具有清热、化痰、消积、抗炎等作用。宜于鼻咽癌之肝火旺盛的耳鸣者食用。

◆ **陈皮二仁茶**

食材：陈皮 50 克，杏仁 100 克，桃仁 25 克，瓜蒌 10 克，食盐适量。

制法：杏仁浸泡去皮，陈皮、瓜蒌切丝，桃仁捣碎。加水煮熟，加少量食盐调味，即可饮服。

功效：陈皮有理气健胃、燥湿祛痰作用；杏仁消痰下气、利胸膈气逆。宜于鼻咽癌之痰气壅结的耳鸣者食用。

◆ **鲤鱼脑髓核桃粥**

食材：鲤鱼脑髓 100 克，核桃仁 50 克，粳米 150 克，细盐、冰糖、葱、姜、味精等适量。

制法：先以粳米加水常法熬煮，煮至半熟时加入鲤鱼脑髓、核桃仁，煮至核桃仁酥软、米花粥稠时即可加入调味品服食，每天 1 剂，早晚分服。

功效：鲤鱼脑髓粥原载于《寿亲养老新书》，有补肾益精生髓功效。宜于老年人鼻咽癌之肾精亏虚耳鸣。

视力下降：补益肝肾、养血明目

鼻咽癌除了对患者的耳朵造成伤害，也会对视觉造成影响。鼻咽的肿瘤，尤其是晚期鼻咽癌会侵犯眼眶或眼球的相关神经，从而可引起复视、眼球突出、视力下降等问题。因此，当发现自己看东西有重影，即"复视"时，这可能不仅是眼睛本身的问题，同样有可能是鼻咽癌带来的影响，需立即就医，抓紧治疗。

平时饮食上可多食一些枸杞子、猪肝、黑豆、荠菜等养肝、清肝火、明目之品。

· 食疗推荐方

◆ 黑豆核桃粉

食材：黑豆 500 克，核桃仁 500 克，牛奶 300 毫升，蜂蜜适量。

制法：将黑豆炒熟待凉后磨成粉，核桃仁炒微焦去皮，待冷后捣成泥。各取 1 汤匙，冲入煮沸的牛奶 1 杯，再加入 1 汤匙蜂蜜，早晨或早餐后服。

功效：本品具有增强眼内肌力，增强眼睛调节功能，适用于鼻咽癌之视力下降者。

◆ 黑豆枸杞子粥

食材：黑豆 100 克，枸杞子 5 克，红枣 10 个。

制法：锅内放适量的水再倒入黑豆、枸杞子、红枣。用武火煮沸后，改用文火熬至原料熟烂，即可食用。每天分早晚服食。黑豆枸杞子粥要每天喝才能见效，但枸杞子不能过量，一般来说每天食用不超过 20 克。有感冒、发热、炎症、腹泻等病症，煮粥时不要放入枸杞子。

功效：本粥可养肝补血、补肾明目，适用于眼睛干涩、模糊的鼻咽癌患者。

◆ **核桃枣杞鸡蛋羹**

食材：核桃仁（微炒去皮）300 克，大枣（去核）250 克，枸杞子 150 克，鲜猪肝 200 克，鸡蛋 2 个。

制法：将核桃仁微炒去皮，大枣去核；核桃仁、大枣、枸杞子、鲜猪肝切碎，放瓷盆中加少许水，隔水炖半小时备用。每天取 2～3 汤匙，打入 2 个鸡蛋，加糖适量蒸为羹。

功效：本方有益肾补肝、养血明目之作用，适用于鼻咽癌之视力下降者。

头痛：祛风解痉止痛

鼻咽癌初诊时，大约 70% 的患者有头痛症状，常表现为偏头痛、颅顶枕后或颈项部疼痛。鼻咽癌患者头痛大多与癌组织侵犯颅底骨质、神经和血管有关。饮食上可多食一些菊花、白芷、桑叶等清肝火止痛的食物及中药。

● **食疗推荐方**

◆ **绿精茶**

食材：绿茶 1 克，谷精草 10 克，蜂蜜适量。

制法：将绿茶和谷精草一起入锅加适量清水煮 5 分钟左右后去渣取汁即可。饮用此药汁前可在其中加入适量的蜂蜜。每天饮 1 剂，分数次饮用。

功效：此方具有祛风止痛的功效，适用于鼻咽癌引起的偏头痛患者。

◆ 菊花白芷饮

食材：菊花、白芷各9克。

制法：将菊花和白芷一起研成细末。将此药末用沸水冲泡后代茶饮用。每天饮1剂，分数次饮用。

功效：此方有疏风清热、解痉止痛的功效，适用于鼻咽癌引起的偏头痛患者。

◆ 桑菊熏头方

药材：取白菊花200克，桑叶100克。

制法：两药加水2000毫升，煎沸后，倒入脸盆内，趁热熏蒸头部。将头部置于离水面适宜的高度，蒙盖毛巾（以防盆内热气外泄），至药汁温度降至体温以下为宜。熏蒸后应防止受凉。

功效：此方疏风清热、平肝止痛，适用于鼻咽癌引起的头痛患者。

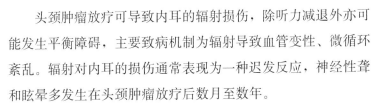

头晕：滋养肝肾、清利头目

头颈肿瘤放疗可导致内耳的辐射损伤，除听力减退外亦可能发生平衡障碍，主要致病机制为辐射导致血管变性、微循环紊乱。辐射对内耳的损伤通常表现为一种迟发反应，神经性聋和眩晕多发生在头颈肿瘤放疗后数月至数年。

平时应低盐、低脂饮食，避免吃一些煎炸烤之类的食品，戒烟、戒酒。可以多吃一些山楂、草莓、葡萄、橘子、大白菜、豆制品、菜花、茄子、番茄和一些粗粮。

食疗推荐方

◆ 天麻炖猪脑

食材：猪脑 1 副，天麻 10 克，生姜 1 片。

制法：将猪脑洗净剔去血筋后待用。清水适量，猪脑、天麻、生姜共放瓦盅内炖熟。趁热服食，每天或隔天服 1 剂。

功效：猪脑能补头脑髓海，可治神经衰弱、头风及眩晕；天麻性味甘平，能平肝、安神、止痛。本方适用于鼻咽癌之头晕者。

◆ 桑菊薄荷茶

食材：冬桑叶、杭白菊各 10 克，薄荷 3 克。

制法：将冬桑叶、杭白菊、薄荷用沸水冲泡代茶饮。

功效：冬桑叶味苦性寒，能祛风清热，治头痛目赤；杭白菊味苦性平，能平肝明目、清热解毒，可治诸风头眩肿痛；薄荷味辛，能疏风散热，可治头风头痛。本方适用于鼻咽癌之头晕者。

◆ 钩藤菊花粥

食材：钩藤 20 克，菊花 12 克，粳米 100 克。

制法：先将粳米熬粥；另将钩藤放入 250 毫升水中煎 10 分钟，再加入菊花煎 5 分钟，过滤去渣，余入粥中，稍滚即可食用。

功效：钩藤味甘、性微寒，能平肝风、除烦热，可治头晕目眩；菊花味苦性平，能平肝明目、清热解毒；粳米益气补中。本方适用于鼻咽癌之头晕者。

六

精准饮食：更专业、更有效

"精准饮食"是指针对某种疾病及个人身体情况等特别调整的饮食。何裕民教授多年来一直提倡给予患者精准营养，根据鼻咽癌患者不同治疗时期，尤其是放疗期及康复期，给予精准、专业的饮食治疗建议。

笔者根据何裕民教授 40 余年的临床治疗、饮食调理的理论和实践经验，结合自己 20 多年的营养学教学、科研和临床经验，向患者推荐权威、实用、有效的精准饮食方案，供参考。

治疗前：打响提高免疫的第一枪

营养不良：降低治疗耐受性和效果

在所有恶性肿瘤中，鼻咽癌、口腔癌等头颈部肿瘤营养不良的发生率仅次于消化道肿瘤，其中体重下降在鼻咽癌患者中比较常见，属于头颈部肿瘤中体重丢失风险最高的肿瘤之一。这与鼻咽癌肿块的特殊部位有关。鼻咽癌处于头颅的中间，与周围各个器官（如口腔、鼻等）有着密切的关联，这些器官影响着很多与营养有关的生理功能，如味觉、嗅觉、咀嚼、吞咽以及唾液的分泌等。这些生理功能正常与否直接影响着患者的进食情况，从而影响患者的营养状况。故有研究结果显示，鼻咽癌在治疗前已有 8.7%～10.3% 的患者存在营养不良。

而治疗前营养不良的程度对临床预后有着重大影响。临床数据显示，鼻咽癌患者在整个治疗期及预后期，有 32%～88% 的患者发生营养状况改变。如果治疗前发现营养不良，但没有给予及时地干预，有可能会降低患者对治疗的耐受性和依从性，延长治疗所需要的时间，增加并发症的发生，影响治疗后的生活质量和康复。

饮食对疾病的治疗和康复发挥着重要的作用，积极的膳食在为患者的健康添砖加瓦，成为健康的卫士，与癌细胞做斗争。

因此，由中国医师协会放射肿瘤治疗医师分会联合中华医学会放射肿瘤学分会的数十位专家共同制定的 2022 版《中国鼻咽癌放射治疗指南》中提到："无论采用何种营养治疗方式（肠内或肠外营养），均应该先评估患者的营养状况及能量需要，制定适合患者的营养方案，并根据体质量及相关指标变化及时调整，予以个体化的饮食指导以提高患者对放化疗的耐受能力，减轻不良反应，提高生活质量。"

所以，早期进行营养风险筛查及评估，并及时对营养不良的患者给予营养支持，有利于提高鼻咽癌患者治疗效果及预后的生活质量。

如何做营养风险筛查

营养风险筛查 2002（NRS-2002）是医护人员比较常用的一种营养风险筛查表（表1），也可用于日常营养不良风险的筛查。为了保证筛查结果的准确性，建议由医护人员等相关专业人员实施。

表1　营养风险筛查 2002（NRS-2002）

A. 营养状态受损评分（取最高分）	
1分（任一项）	近 3 个月体重下降＞5％
	近 1 周内进食量减少＞25％
2分（任一项）	近 2 个月体重下降＞5％
	近 1 周内进食量减少＞50％
3分（任一项）	近 1 个月体重下降＞5％或近 3 个月下降＞15％
	近 1 周类进食量减少＞75％
	体重指数（BMI）＝ 体重（kg）/身高^2（m）＜18.5 及一般情况差
B. 疾病严重程度评分（取最高分）	
1分（任一项）	一般恶性肿瘤、髋部骨折、长期血液透析、糖尿病、慢性疾病（肝硬化，慢性阻塞性肺疾病）
2分（任一项）	血液恶性肿瘤、重症肺炎、腹部大型手术、脑卒中
3分（任一项）	颅脑损伤、骨髓移植、重症监护
C. 年龄评分	
1分	年龄≥70 岁

引自：杨月欣，葛可佑. 中国营养科学全书：下册. 2 版. 北京：人民卫生出版社，2019.

正确合理性的进食，为治疗备好"弹粮"

无营养风险：健康平衡膳食，无须刻意补益

当营养风险筛查 NRS-2002 表中的评分＝A＋B＋C＜3

分时，原则上患者无须再去添加额外的营养补充剂。正常进食，保持膳食平衡，注意食物种类多样即可。考虑到鼻咽癌的特殊性，建议患者需注意以下几点：

（1）尽可能避免腌制及传统式的发酵食物，如腌制肉（腊肉、咸鱼、烟熏鱼、腊肠、风味肉干等）、腌制蔬菜（酸菜、酱菜、腌黄瓜、霉干菜、榨菜等）以及鱼露、豆瓣酱等。这些腌制类食物中除了含有亚硝胺类致癌物以外，还会引起高钠，高钠容易导致鼻腔、口咽部黏膜充血水肿，从而出现鼻塞、出血等问题，不利于后期治疗。而且有临床研究发现，鼻咽癌的发生与经常食用腌制食物高度相关。研究人员发现，在某一地区中鼻咽癌患者最小的仅为 14 岁，而通过仔细了解后发现可能与当地人们嗜好腌制食物的饮食习惯有着密切的关系。所以，为了提高治疗效果，稳定病情，建议不吃或少吃腌制食物。

（2）尽可能少摄入滋补的食物。很多患者认为，治疗对身体损伤太大，所以在治疗前一定要多补补，多吃点补品，如蛋白粉、人参、鹿茸、虫草等。但这对于没有营养缺乏的患者来说，不仅不是必需品，反而有可能会"火上浇油"，加重病情，适得其反。

（3）保持食物多样化，合理搭配为主。2022 年版《中国居民膳食指南》建议每天餐盘中包括全谷物和杂豆类 50～150 克，这相当于每天可食用 1 根正常大小的玉米棒（或 25 克小米、50 克燕麦、60 克小麦等）＋20 克黑豆（或 25 克红豆、20 克绿豆等）。另外，指南中还建议每天摄入薯类 50～100 克（如山药、红薯、土豆等），这样既可以保证每天碳水化合物、脂肪、蛋白质三大能量营养素的供给，又可保持食物多样化

（具体食物份量可参照家用电子手提秤称量、带刻度的杯子或容器等）。

（4）顿顿有蔬菜，天天吃水果。建议蔬菜每天不少于300克，尤其是绿色蔬菜多吃点（如小青菜、菠菜、西蓝花、芹菜、黄瓜、芥菜最为适宜）；水果每天200～350克，果汁不能代替鲜果，建议选择梨、枣、无花果、猕猴桃、蓝莓、苹果、香蕉等。

（5）保持干净、舒适的生活环境。鼻咽是气体交换的通道，如果长期处在重油烟、重污染或二手烟的环境下，不仅会影响人的情绪，而且可能会加重患者病情，甚至会出现一些其他并发症。所以，保持一个干净、通风、舒适且没有刺激性气味的环境，使患者拥有良好的心境，达到最好的身体状态，更有利于提高治疗效果。（表2）

表2　无营养风险者推荐食谱

餐次	食谱举例
早 餐 （可选其中一种）	馒头1～2个（50克）+小米粥（小米25～50克）+牛奶150毫升+拍黄瓜半根（100克）
	番茄鸡蛋荞麦面（番茄1个，鸡蛋1个，小青菜100克，荞麦面80～100克，盐、油各适量）+苹果1个+酸奶200～250毫升
	玉米鸡蛋饼（玉米粉50克，鸡蛋1～2个，面粉适量，油、盐各适量）+白灼西蓝花（西蓝花1颗）+豆浆250毫升
中 餐 （可选其中一种）	米饭1碗（粳米50～80克）+肉片炒西葫芦（瘦猪肉25克，西葫芦150克，盐、油适量）+冬瓜余肉丸（冬瓜50克，瘦猪肉25克，淀粉、盐、油少许）+青菜汤（小青菜100～150克，盐、油适量）

餐次	食谱举例
中 餐 （可选其中一种）	香菇肉丝面（香菇 3 朵，牛肉 25 克，生挂面 100～150 克）＋芦笋炒虾仁（芦笋 150 克，虾仁 100 克，盐、油少许）＋醋熘白菜（大白菜 100～150 克，醋、盐、油适量）
	馕饼（面粉 150～200 克）＋番茄牛肉丸汤（番茄 2 个，牛肉 25 克，淀粉、盐、油少许）＋白灼生菜（生菜 150 克）
晚 餐 （可选其中一种）	馒头（1～2 个）＋清蒸鲈鱼（鲈鱼 1 条，葱、姜、盐少许，清蒸酱油少许）＋凉拌木耳（干木耳 8～10 克，黄瓜半根，胡萝卜 1 根，醋、盐、油适量）＋青菜豆腐汤（青菜 50 克，豆腐 25 克，油、盐少许）
	南瓜粥（南瓜 50 克，粳米 50 克）＋菠菜炒豆干（菠菜 100 克，豆干 50 克，油、盐少许）＋猕猴桃 1 个＋酸奶 200～250 毫升
	土豆丝卷饼（土豆 150 克，面粉 150～200 克，甜椒 1 个，盐、油适量）＋去油鸡汤（鸡半只，姜、葱、盐少许）＋凉拌小白菜（小白菜 300 克）

● **有营养风险：个性化的营养方案＋营养补充建议**

当营养风险筛查 NRS - 2002 评分＝A＋B＋C≥3 分时，则需由专业营养师对患者进行营养评定，并制订个性化的营养方案。患者除了遵循营养师所制订的营养方案以外，在日常饮食上还需要注意哪些方面呢？

（1）增加健康脂肪的摄入。很多患者都认为脂肪是个十足的"坏东西"，多吃脂肪会增加肿瘤复发和转移的风险。所谓少吃油腻、饮食清淡就是要少吃脂肪，因此，很多患者都尽可能地躲脂肪远远的。事实上，脂肪有不同的分类，它在人体的健康中同样扮演着重要的角色。

从营养学的角度讲，脂肪是人体不可缺少的营养素之一，是机体重要的构成成分，具有重要的生理作用。食物中的脂肪可溶解脂溶性维生素，是人体脂溶性维生素以及必需脂肪酸的重要来源，也是重要的储能物质。不仅如此，一些食物（如茶油、亚麻籽油、橄榄油、鲈鱼、三文鱼、海藻、核桃、西瓜子、松子、南瓜子等）富含 ω－3 不饱和脂肪酸，这类脂肪酸可以增加患者的食欲，提高患者摄食能力，改善患者异常代谢状况，有利于消瘦或体重偏低的患者增加体重，维持体重正常，改善患者治疗前的营养不良，并且还有利于降低体内炎症情况。所以，营养不良的患者有必要适当增加健康的脂肪摄入，关键是要吃得对，而不是不能吃。保持每天烹调油量控制在 30 毫升以内；每周最好吃鱼 2 次（300～500 克）；每天的坚果在 10 克左右即可。

（2）适当增加进餐次数。对于营养状况较差、消化功能尚可的鼻咽癌患者，可以适当增加进餐次数，在三餐之间加上 1～3 餐的小点心，如容易消化的汤品、粥、馒头、面包、馄饨、面条、豆制品（豆腐脑、豆浆、豆干）、坚果（核桃、榛子）、水果（苹果、柑橘类）、酸奶、果蔬汁等，原则上鼓励能吃就尽可能地多吃几口。

（3）适时食用口服营养补充剂（ONS）。对于口服营养补充剂的表述目前国内还不是十分统一，但根据欧洲临床营养和代谢学会 2006 年发表的专有名词规范中显示，对于 ONS 的英文全称统一规范为 "oral nutritional supplements"，被归为肠内营养范畴，换句话说，ONS 是经过肠道吸收的一种特殊配方食品。

一般对于改善癌症患者营养不良的产品常作为每天的加

餐，每天 1～2 次，每次 200～300 毫升或一次一袋。如果患者食用后出现腹泻、腹胀等肠道不适，可以采用小口多次服用方式，循序渐进，待胃肠道适应后，再增加食用量。

但就我们的观点来看，如一般能通过饮食来加以改善的话，癌症患者尽可能少用工业化生产的各种营养素；因为工业化批量生产，尽管食用方便，但每个人情况不一样；且通过新鲜的饮食、水果获得的营养，其质量要比工业化生产更优良一点。其实，像维生素也一样，能够通过新鲜果蔬摄入的，优于工业化生产的。（表 3）

表 3　有营养风险者推荐食谱

餐次	食谱举例
早餐 （可选其中一种）	菜叶挂面（挂面 80～100 克，绿叶菜 100～150 克，油、盐少许）或南瓜饼（南瓜 100 克，面粉适量）+白煮蛋 1 个 + 豆浆 200～250 毫升
	杂豆小米粥（红豆、小米各 25 克）+ 鸡蛋饼（鸡蛋 1～2 个，面粉适量，油、盐少许）+ 蔬果汁（梨、苹果、芹菜、黄瓜各适量）
	全麦馒头 1 个 + 芦笋虾仁（芦笋 50 克，虾仁 25 克，油、盐适量）+ 水蒸蛋 1 个 + 酸奶 200～250 毫升
中餐 （可选其中一种）	馒头 1 个 + 草菇炒西蓝花（草菇 50 克，西蓝花半颗，油、盐少许）+ 芹菜炒香干（芹菜 150 克，香干 50 克，油、盐少许）+ 鱼丸紫菜汤（鱼肉 30～40 克，干紫菜 5 克，淀粉、油少许）
	米饭（粳米 30～50 克）+ 双色花椰菜（花椰菜 100 克，胡萝卜 100 克，盐、油少许）+ 清蒸鲫鱼（鲫鱼半条或 1 条）+ 无花果炖瘦肉（无花果 50 克，瘦猪肉 25 克，油、盐少许）
	番茄青菜面（番茄 100 克，青菜 150 克，油、盐少量）+ 木耳肉丝（木耳 9 克，瘦猪肉 25 克，油、盐少许）+ 竹荪丝瓜（竹荪 50 克，丝瓜 150 克，油、盐少许）

续表

餐次	食谱举例
晚餐 （可选其中一种）	燕麦饭＋蒸排骨（小肋排 4～5 块，生抽、盐少许）＋菌菇豆腐汤（蟹味菇 50 克，豆腐 100 克，油、盐少许）＋酸奶 200～250 毫升
	蒸红薯（红薯 100 克）＋肉包 1 个＋芹菜百合（芹菜 100 克，百合 10 克）＋香蕉 1 根
	杂粮馒头 1 个＋清炒菠菜（菠菜 100 克）＋虾仁豆腐（虾仁 25 克，豆腐 50 克）＋梨 1 个
点心	坚果（核桃、原味腰果、松子）10 克或一掌量的坚果
	水果捞（猕猴桃、蓝莓、香蕉、西瓜、梨、哈密瓜任选 3 种，酸奶适量）
	饼干适量（低脂、低油优先）

放疗期：对抗鼻咽癌的攻坚战

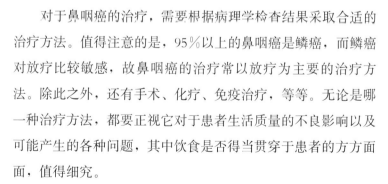

　　对于鼻咽癌的治疗，需要根据病理学检查结果采取合适的治疗方法。值得注意的是，95％以上的鼻咽癌是鳞癌，而鳞癌对放疗比较敏感，故鼻咽癌的治疗常以放疗为主要的治疗方法。除此之外，还有手术、化疗、免疫治疗，等等。无论是哪一种治疗方法，都要正视它对于患者生活质量的不良影响以及可能产生的各种问题，其中饮食是否得当贯穿于患者的方方面面，值得细究。

　　放疗是一种物理性治疗，它能够通过放射线直接破坏癌细胞的 DNA，控制癌细胞的增殖和转移，从而有效延长患者的生存期。但多项研究显示，放疗过程中产生的各种放射反应，如疼痛、吞咽困难、味觉改变、口干等，能够显著影响患者的膳食摄入，不仅会影响患者的正常进食，而且会增加患者的痛苦和营养不良的发生，严重时还会影响患者放疗后的生活质量。

放疗前

• 优质蛋白质：补充营养的首选

优质蛋白质永远都是癌症患者补充营养的首选食物，何为优质蛋白质？简单理解就是拥有人体所需的 8 种必需氨基酸，并且占比均衡，这种蛋白质就被称为优质蛋白质。富含优质蛋白质的食物，如鸡蛋、瘦肉、奶制品等营养丰富，易于消化吸收，并且能够很好地被身体利用，有利于鼻咽癌患者放疗后的恢复。

在 2022 年版《中国居民膳食指南》推荐的食物类别中，富含优质蛋白质的食物主要为鱼类、虾、畜肉、禽肉、蛋类、奶类、大豆（包括豆制品）等。根据其中的类别，我们总结出适宜于鼻咽癌患者的食物。

鱼虾类：鱼虾类不仅优质蛋白质含量丰富、胆固醇含量低，并且含有丰富的多不饱和脂肪酸，有利于预防和改善鼻咽癌治疗前的营养不良，降低治疗后炎症的发生。对于鼻咽癌患者，建议选择淡水鱼类（如黑鱼、鲫鱼、鲈鱼、青鱼等），以及河虾等，每天食用 40～75 克。但不建议选择高碘类海产品（海带、海藻、赤贝、淡菜等），以免引起鼻腔内肿块的破溃或出血。

禽畜肉类：禽肉，如鸡肉、鸭肉、鹅肉等；畜肉，如瘦猪肉、瘦羊肉、瘦牛肉、兔肉等。因为禽肉的脂肪含量相对于畜肉少，而且禽肉的不饱和脂肪酸组成优于畜类；但畜肉中的 B 族维生素及血红蛋白铁的含量高于禽肉，这两种营养素有利于预防贫血发生。所以，也不能完全拒绝畜肉。在放疗前，建议患者首选禽肉，瘦畜肉为辅。每天食用畜肉 40～75 克为宜，这对于放疗前营养不良的患者尤为重要。

蛋类：常见有鸡蛋、鸭蛋、鹅蛋、鹌鹑蛋等。不建议鼻咽癌患者食用通过腌卤再制的蛋制品（如咸鸭蛋、卤蛋、糟蛋、皮蛋等）。蛋类的蛋白质及氨基酸的占比相对均衡，但其胆固醇的含量也相对较高，所以不宜过量食用，每天 1～2 个即可。如患者同时有胆囊疾病，则建议去蛋黄食用，这样既能补充优质蛋白质，又可以防止摄入过多的胆固醇。烹饪时建议采用煮、蒸等方式，尽量少食煎鸡蛋，更不宜生食鸡蛋。

豆类及豆制品：常见豆类及豆制品为黄豆、芸豆、黑豆、绿豆、豆浆、百叶、豆腐、豆干等，它们是优质植物蛋白质的来源。但大豆中含有较多的棉子糖和水苏糖，人体中缺乏分解这两种糖的酶，所以过多食用大豆会出现腹泻、腹胀、肠道排气增多的现象。建议可以少吃大豆，多吃些豆制品，如豆腐，可以减少消化道不适症状的发生。

坚果类：除豆类外，坚果类是植物蛋白质的重要补充来源，其中瓜子类的蛋白质含量相对较高，如西瓜子和南瓜子的蛋白质含量均高达 30％以上；淀粉类干果的蛋白质含量也不低，如银杏和莲子为 12％以上，芡实约为 8％。不仅如此，此类坚果还具有药食两用的作用。鼻咽癌患者可增加此类坚果的摄入，每天可食用 10 克左右。

因坚果类在人体内利用率较低，而且氨基酸的比例并不完全均衡，所以最好的吃法就是坚果与其他食物搭配，互补食用才能发挥最佳的营养作用。如可将坚果类与大豆、杂粮等主食一起制作，如莲子粥、芡实粥、栗子馒头、栗子发糕等，也可作为零食，都是非常好的方法。

● 菌类食物：提高免疫

菌类食物一直是近几十年来被看好的健康食品，其中多糖类物质更是被用于保健食品中。日常我们常见的食用菌类有灵芝、香菇、蘑菇、竹荪、平菇、黑木耳、银耳、草菇、鸡腿菇、北虫草、茯苓和猴头菇等，其 B 族维生素、蛋白质的含量丰富，营养价值高。

各类食用菌中的有效成分已被证实具有免疫功能，并能够提高巨噬细胞的吞噬能力及淋巴细胞、抗体、补体的水平，提高机体免疫力。其中有实验证明，香菇多糖可使鼻咽癌阻滞于 S 期，诱导鼻咽癌细胞发生一定程度的凋亡，抑制鼻咽癌细胞增殖。

北虫草，又叫虫草花，是人工培养的药用真菌，价格十分便宜，常用作菜肴等。它对修复放疗损伤有一定意义。

老黄在闵行区某化工厂工作，2006 年被诊断为鼻咽癌，做了放疗，因副作用很大，嘴都张不开，张口喝水都困难，特别痛苦。何裕民教授给他中医药调理的同时，建议他每天用虫草花菌丝体泡茶，可加点枸杞子，味美且十分便宜，效果优于虫草；同时加强叩齿，经常上下叩齿数百次，运动咀嚼肌。他完全听从了，从此天天手里端着茶杯，里面泡着虫草花茶。甚至在外地机场偶遇何裕民教授时，手里也端着茶杯大声打招呼，尽管声音不那么清晰，鼻音很重，但毕竟能正常吃喝，恢复良好。整整 16 年过去了，鼻咽癌也控制得很好。

竹荪的营养价值非常均衡，包含人体所必需的 8 种氨基酸，而且多以菌体蛋白的形态存在，不容易在加工过程中流失。另外，竹荪的无机盐与维生素的含量也较为丰富，是一种高营养素密度的食物，能够很好地为人体补充营养。

忌：大补

很多患者及其家属都会认为，马上要接受治疗了，多吃点补品，能够更好地接受治疗。但鼻咽癌患者常会出现涕血（鼻涕中带血）或流鼻血等症状，一般大补之品，如人参、鹿茸、虫草、阿胶等，都过于滋腻，此时进补犹如"火上浇油"，会加重出血症状。所以，放疗前无须过补，做到食物种类多样、饮食均衡即可。

忌：过素

在当今人们膳食中动物性食物偏多的情况下，提倡饮食偏素一点是可取的。但过于清汤寡水的饮食对于即将面临一场"战役"的鼻咽癌患者来说，则不值得推荐。放疗时身体中储备的能量和营养素水平很大程度上决定着患者对治疗的耐受度，如果患者在放疗前只吃植物性食物，一日三餐都是蔬菜，身体中没有足够的蛋白质，一方面很难耐受放疗，另一方面无法对损伤的皮肤黏膜进行快速地修复，而且有可能会造成免疫细胞无法正常生长，时间久了会加重放疗后的副作用，不利于肿瘤的治疗和康复。

放疗后

放射线作为一种热性杀伤方式，它对口腔、咽喉黏膜及唾液腺的损伤非常大，所以治疗后常常会出现皮炎、口腔黏膜炎、热疮、口干舌燥等症状。中医学认为，放疗时火毒之邪入侵，损伤人体津液，故放疗后饮食上宜祛火养阴、生津润燥。

• 宜食养阴生津之品

放疗多为热伤，热盛则津伤，以至于患者常常出现口干舌燥、口渴、虚汗多、咽喉不适等表现。此时如膳食中多增加养阴生津之品，如玉竹、百合、石斛、芦根等，可生津润燥，也是不错的选择。在现代药理研究中，这些中药或食物除了具有养阴生津的功效外，还显示出不同程度的抗炎、解热、提高免疫力等作用。

如玉竹，属于百合科植物，药食两用之品，素有补脾润肺、养阴生津的功效。现代药理试验显示，给予小鼠饮用新鲜玉竹水提物，可降低小鼠巨噬细胞 NO 的表达，这说明玉竹水提物具有很好的抗炎作用；并且通过萃取所得的玉竹挥发油在抑菌试验中，分别对枯草芽孢杆菌、大肠埃希菌、放线菌、真菌和金黄色葡萄球菌均有抑制作用。所以，不妨在放疗后，用玉竹泡水饮用或将玉竹与鸡、鸭煲汤食用，有利于缓解鼻咽癌患者出现的口干、黏膜炎、口腔炎、皮炎等症状。

百合，属百合科多年生草本植物的鳞茎，食用部分是由许多鳞片抱合而成的鳞茎，是一种良好的保健食品。中医学认为，百合味甘微苦，性平，有润肺止咳、清心安神之功效，对于鼻咽癌放疗后火毒内盛、口舌干燥者，效果甚好。

笔者曾应邀在外地做肿瘤饮食讲座，会后与患者进行交流。有一位患者紧握住笔者的手，连声说着谢谢！这位患者是慕名来听讲座的。她是位鼻咽癌患者，姓张，42岁。张女士告诉笔者，她进行了6次放疗，一度出现舌头两侧发黑、面部灰暗、唾液量骤减、口干和皮肤干燥等问题，非常难受。张女士感激地对笔者说：刚开始放疗的时候，很难受，后来老公说何裕民教授和孙丽红老师都建议放疗后的患者食用百合，就开始试着每天百合煮汤、百合和金银花煮水等，效果特别好！放疗也没有像别人那样遭罪。她很高兴地对身旁的患者说：我很幸运，患病后能够及时得到科学的饮食指导，通过食物改善了症状，不然，我的情况肯定也很糟！这让我对治疗癌症有了莫大的信心！

张女士的话让笔者很欣慰，也很感慨。临床上因采纳我们推荐的食疗方而获益的患者很多。所以说，在防范及抗击癌症领域"食物就是良药"！合理的饮食是重要的医疗手段。改善饮食营养，针对性地做些调整，常有助于消除许多疾病发生与发展的隐患，以及治疗带来的各种副作用，纠治其可能的不良趋势。

无花果口感细腻，果肉松软，味道甘甜，可补脾健胃，增强食欲，有利于缓解胃口差、吃不下的问题，促进食物的消化。还能够刺激唾液分泌，减轻放疗后引起的恶心、呕吐、味觉异常等不良反应和干燥症状。此外，它具有清热生津、解毒消肿的功效，有利于缓解因鼻咽肿痛导致的食物难以吞咽问题。

酸、甘化阴增疗效

中医学认为，酸具有收涩、益阴生津之功，并且酸味的食物还具有开胃化食、刺激食欲的作用；甘以益虚，补气生阴。因此，建议患者可适当食用酸（如乌梅、五味子、猕猴桃、葡萄等）、甘（如甘草、麦冬、山药、黄精、枸杞子）类食物。

如猕猴桃味道酸甜可口，具有清热祛火、生津的作用。有临床研究表明，给接受治疗的肿瘤患者食用猕猴桃，能增进食欲，且其红细胞和白细胞下降明显，消化道不良反应也有所减轻。

葡萄是大众熟知的酸甜水果，具有益气养阴、除烦解渴、健胃利尿的作用。有研究显示，葡萄中含有的白藜芦醇可以防止正常细胞癌变，并能抑制已恶变的细胞扩散。

如平时感觉口干舌燥尤其明显，唾液明显分泌减少时，可以适当饮用一些生津养阴汤，如乌梅麦冬甘草汤（乌梅 10 克，麦冬 12 克，甘草 10 克，煎服，每天 1 次）；还可以含服藏青果或鲜山楂，以促进津液分泌、消炎杀菌，减轻放疗后副作用的发生。

清热祛火，来点"苦"

放疗后的鼻咽癌患者多为内热偏盛，所以适当吃点苦味的食物，如苦瓜、带心莲子、苦菜、苦菊、苦笋、莜麦菜、慈姑、芹菜等，大有裨益。有研究认为，苦味食物清热降燥的作用可能与其富含生物碱有关。

莲子是睡莲科植物莲的干燥成熟种子，中间的绿色胚根称莲子心。莲子去心后，即为去心莲子（又名莲子肉）。临床上经常有患者咨询：莲子到底是选择带心的还是不带心的？莲子药用的历史非常久远，中医学认为，莲子心味苦、性寒，含有的莲心碱、异莲心碱、甲基心碱具有很好的抗肿瘤活性，也是清热祛火的一把好手，尤其对于放疗后出现的失眠、心烦、燥热等，有很好的缓解作用。而莲子肉性平，补脾止泻的效果更佳。所以，建议接受放疗的鼻咽癌患者首选带心莲子；如出现腹泻，可以选用莲子肉。

当然，除了这些苦味食物具有很好的清热作用以外，还可适度食用金银花、胖大海、绿豆、芦根、竹叶、蒲公英、菊花等。这些都属于药食两用食材，无论从食物的营养价值，还是从药用价值来看，都具有很好的清热解毒作用，不容小觑。

金银花具有清热解毒、疏散风热的功效，其花蕾部位清热解毒之功最佳，适合于各种热性症状，如放疗后的鼻咽红肿疼痛、鼻腔出血等；同时现代药理研究发现，金银花中的酚酸类、白菊花中的挥发油成分具有不同程度的抗菌、抗炎，抑制炎症因子释放的作用，可以有效避免放疗后炎症反应的加重。而绿豆中的蛋白质及多肽类物质具有提高机体免疫力的作用，可增强身体抗感染和降低放疗后副作用的能力。如金银花绿豆茶（金银花 10 克，白菊花 10 克，绿豆 25 克。将金银花、白菊花制成茶袋，与洗净的绿豆一起放入砂锅内，加上足量的水熬煮，直到绿豆完全开花煮熟即可食用。如果觉得味道苦涩，可适当加些冰糖调味）有清热解毒、生津润燥的作用，放疗后热邪伤津的鼻咽癌患者可常饮。

保持口腔清洁，确保餐具卫生

在进餐前后可以用漱口液或生理盐水含漱几口后吐出，以保证患者的口腔清洁，缓解放射线带来的口腔黏膜干燥、溃疡和疼痛等问题，并且可以预防牙龈炎的发生。

做好餐具的清洁和杀菌消毒，洗好的碗碟尽量竖着或倒扣着放在碗架上，或者控干水分后放进消毒柜。筷子清洗后，将头朝上，放入透气的筷笼中沥干水，这样可以避免滋生细菌。

每天确保用洗牙器洗牙两次，吃完早餐后及临睡前，用洗牙器及时清理牙缝中的残渣，以免残渣在牙周围发酵，影响牙周健康。

• 禁烟、酒

众所周知，烟酒中含有一些可能或已明确的致癌物，如苯、多环芳烃、亚硝胺、芳香胺、杂环芳香胺、乙醛等，除了对患者造成影响以外，烟酒还会加重放疗后的副作用。因为鼻咽癌放疗后常会表现出一系列的口腔黏膜炎、鼻塞、鼻腔出血、热疮、口干舌燥等症状，饮酒后酒精刺激口腔黏膜，会加重炎症反应，影响创面的愈合和恢复；吸烟产生的烟雾会使烟草中的致癌物直接残留在口腔及鼻腔内未愈合的创面上，不仅使创面难以愈合，还会加重病情。

因此，烟酒是鼻咽癌患者的大忌！

• 忌助阳上火之物

放疗使得体内火热偏盛，此时如果再继续食用一些上火、热性以及刺激性食物，如韭菜、茴香、羊肉、鹿肉、榴莲、芒果、龙眼、荔枝、肉桂、咖喱、芥末、辣椒、生姜、胡椒、生葱等，则会进一步加重津液耗损，导致人体津亏液耗，因此放疗后忌食热性助火之品。

此外，一些补药也有助火升阳作用，如鹿茸、人参、干姜、仙茅、冬虫夏草、韭菜子、蛤蟆油等，也属食用禁忌，以免加重体内炎症反应，使放疗后的副作用更加明显。

忌过多使用调味品

放疗很容易出现皮肤局部黏膜水肿、充血等问题，严重时可能还会造成溃疡、糜烂等炎症反应，故应控制含钠多的调味品的摄入，如鱼露、食盐、味精、蚝油、酱油等。在保证营养的情况下，膳食加工以清淡为宜，避免重口味。

放疗期常见问题的饮食干预

放疗作为鼻咽癌的主要治疗手段，在治疗过程中产生的各种放射反应会对患者的膳食摄入以及后期身体的恢复，产生明显的影响。因此，了解这些副作用，并针对性采取精准营养的对策，才能有的放矢，提高治疗效果和患者的生活质量。

口腔黏膜炎：多管齐下，缓解炎症

放射性口腔黏膜炎已经成为鼻咽癌放疗中最为严重的问题之一，其发生率几乎是100％，属于口腔黏膜上皮组织的一类炎症和溃疡反应，表现为口腔黏膜的红斑、脱皮、溃疡形成、出血和渗血等。发生口腔黏膜炎后，由于口腔不适、疼痛、咀嚼及吞咽困难，给患者带来很大的痛苦，不仅影响了食物摄入，甚至导致放疗中断乃至失败，严重影响了患者的治疗效果及生存质量。

经多年临床观察发现，夏季因为天气炎热，鼻咽癌患者放疗反应比其他季节严重。中医学认为，放射性损伤主要是"热盛伤阴"，放疗为热性杀伤剂，随着放射剂量逐渐增加，热邪蕴结成毒，伤阴灼津，直接灼伤口咽黏膜；加上夏季炎热，热的双重作用加重了放疗的不良反应，因此夏季放射性口腔黏膜反应更重。

（1）保持良好的口腔卫生，养成漱口的习惯：在治疗过程中，首先要常饮水，保持口腔黏膜的湿润。注意保持口腔卫生，养成漱口好习惯，尽量在饭前、饭后都进行一次漱口。可选择偏凉的苏打水、白开水，也可使用一些药膳茶，如麦冬竹叶茶（麦冬 15 克，淡竹叶 10 克，绿茶 3 克），将麦冬、淡竹叶洗净，与绿茶一起放入杯中，加水煮沸，闷盖 20 分钟左右，去渣放凉后饮用或含漱。此方有利于清热、滋阴、生津。有研究显示，麦冬可以保护内毒素损伤的血管内皮细胞，缓解或避免放射线造成的严重性黏膜损伤，对口腔黏膜炎、鼻腔出血、皮炎都有很好的缓解作用。可以将其放凉或放入冰箱中 10～20 分钟，用其来漱口，这样做既可以避免口腔中细菌的滋生，又可以缓解进食过程中造成的疼痛感。

（2）食用细软的食物：以软食为主，如蛋羹、面汤、米粥、果冻、菜泥、肉糜等。细软的食物进入口腔后有利于咀嚼，对口腔黏膜的刺激小，可以减少对口腔黏膜炎的损伤。同时要避开一些粗纤维特别多、过硬、过酸的粗粮、蔬果类的食物。

（3）食物宜小块，烹调方式宜煨、炖：对于口腔黏膜炎伴有咀嚼困难的患者，大块的食物会增加停留在口腔内的时间，增加吞咽的难度。所以，建议将食物切成小块，如带骨的肉类去骨，切成丝状、小块状或制成肉末、肉泥状；小刺多的鱼最好不要食用，可以将一些刺少的鱼类剔除刺，切成片或制成丸、鱼糜等，以方便食用。烹调方式也以煨、炖、蒸、煮的形式，避免过多食用过咸、过酸的调味料。（表4）

表 4　常见食物红黑榜

红榜（推荐食用）	黑榜（不建议食用）
烂软饭、软面馒头、烂面条、烂面片、面疙瘩、米糊、肉泥、土豆泥、蒸饺、肉丝、去刺鱼片、虾仁、鸡丁、鸡丝、蛋羹、冬瓜、番茄、去皮黄瓜、豆浆、豆腐、酸奶等。	大块带骨肉、芹菜、韭菜、炸鸡、炸馒头、咸鱼、咸肉、柠檬、橘子、辣椒、麻椒、豆芽、醋、话梅、蒜苗、竹笋、酸菜、酸豆角、酸萝卜、泡菜等。

（4）保持食物温凉，不宜过烫：食物温度稍微温凉一点，不宜过烫。因为口腔中的充血、溃疡、糜烂往往遇热之后会更加严重，不仅当下的疼痛感加剧，之后还会加重充血以及黏膜上溃疡的面积。所以进食之前，建议先将食物放温凉，尽量偏凉点为好，不宜过热。除此之外，平时可以食用如冰豆浆、凉白开、凉拌菜、少渣的果蔬汁等偏凉的食物，有利于缓解食物进入口腔时的疼痛。

如果感觉口咽肿痛，疼痛难忍或影响正常进食时，还可在治疗后每天饭前和饭后固定时间含漱冰块或冰水，冰块低温可促进口腔血管收缩，缓解疼痛。亦可将一些药膳汤剂制成冰块口含，如苦丁茶冰块，取干苦丁茶叶 20 克，用 100 毫升沸水冲泡，待水温自然冷却至常温后，放入冰箱冷冻室制成小冰块。患者每次放疗后立即含化苦丁茶冰块，时间 3～5 分钟。苦丁茶含有丰富的茶多酚、酮体、甾体类等多种生物活性物质和氨基酸、微量元素、糖类等营养物质，对创面具有良好的营养作用，整个放疗时期持续使用或使用至放疗后 1～2 个月，可明显降低放射性口腔黏膜炎的发生率及严重程度，增加口腔舒适感。

（5）适当增加滋阴清热类的食物：放射性口腔黏膜炎是放

射线直接侵袭口腔所引起的，而放射线在中医学上属"热毒"范畴，并且鼻咽癌放射部位在头部，加上癌症造成患者正气虚弱，很容易出现热毒蕴结、耗伤阴津的问题，所以饮食治疗上可以适当地增添清热凉血、滋阴的食物。

如麦冬有养阴清热、益胃生津的作用，金银花可清热解毒、散痈消肿，山豆根具有清热解毒、消肿利咽的功效，玄参凉血滋阴、泻火解毒，白芍有敛阴泄热之功，生甘草可清热解毒，淡竹叶清热除烦、利尿通淋等。除此之外，丝瓜、绿豆、苦瓜、雪梨、苦菊、冬瓜等食物也是不错的选择。

选取以上食材3～5种搭配，作为饮品、汤品、茶品，有利于缓解口腔黏膜炎的发展，如藕汁、梨汁、绿豆汤，或用冬瓜、黄瓜、芹菜、萝卜、海带煮水常饮服；也可将这些食物分别搭配制成果蔬汁食用，尤其是对于咀嚼困难及严重吞咽困难的患者，则更为方便；同时这类患者还应选择糊状食物甚至流质食物，但一定要注意营养素的供给，不可吃过热、刺激性或酸性的食物。进食后不要马上平卧，以防止食物反流。平时口干严重的话，也可经常口含一片西洋参或乌梅，以补气生津，刺激唾液分泌。

唾液腺损伤：茶饮药膳，缓解口干不适

自20世纪50年代开始，放疗就已成为治疗头颈部恶性肿瘤的主要方法之一，取得了非常好的临床效果，但放疗最突出的并发症就是放射性唾液腺损伤。

（1）别忽视了唾液的作用：唾液也就是我们常说的口水，主要以大唾液腺（腮腺、舌下腺、颌下腺）产生。口腔与唾液是分不开的，唾液起到润滑的作用，湿润吃进去的食物，唾液

中的淀粉酶还能初步分解食物中的淀粉，有利于吞咽和消化；并且保护口腔，抑制微生物的生长，保护患者口腔黏膜免受感染。

一旦唾液腺损伤，唾液腺分泌异常，则口腔也会受影响，放疗后往往会出现放射性口腔黏膜炎（前文已详细描述），或出现口干（一直想喝水，尤其在吃饭或晨起时、进食时，感觉食物黏附在口腔里等）、唾液黏稠、口腔异味、张口困难，严重可能会导致吞咽困难、失眠等情况发生。

（2）热毒伤津，宜清热养阴：中医学认为，放疗多为热毒蕴结伤及局部，耗伤津液（唾液），使口腔失于濡润，故见口干喜饮；火性炎热容易损耗身体内部的气血，消耗人体的正气，使得脏腑功能受损，水液运化、输布功能失职，津不上承，虚热内生，故需要多食清热养阴生津的食物，如沙参、玉竹、甘草、茅根、麦冬、玄参、生地黄、蒲公英、菊花、金银花、绿豆、梨、鸭肉、知母、冬瓜、藕、丝瓜、黄瓜、苦瓜、荸荠、莴笋、葫芦、枸杞菜等。这些食物相互搭配成保健药膳，有助于症状的改善。

（3）茶饮药膳，缓解受损不适：如分别取北沙参、玄参、生地黄各 10 克，浸泡 30 分钟，连水带食材一起煎煮 30～60 分钟后，取汁饮用，每天 1 次，具有很好的改善口干舌燥、内热的情况，具有养阴润燥之功。如热证较为明显，亦可选用蒲公英、野菊花、金银花各 15 克，制成茶包，放入茶壶中焖煮 30 分钟，可多次加水饮用，此方用于清热解毒最佳。

对于伴有大便不畅、秘结的患者，可以适当加点决明子、香蕉、无花果等；腹泻与便秘交替的患者，则应以健脾化湿为宜，如薏苡仁、茯苓、山药、陈皮、法夏、白术、黄芪等。

◆ **决明子茶**

食材：决明子 12 克，绿茶 5 克，水 300～500 毫升。

制法：将食材一起放入壶中煮沸 2～3 分钟，放凉即可饮用，每天可续水随饮，直到味淡。

功效：此茶清凉润喉，可缓解咽喉干、口腔灼热，且具有清热通便的作用。

◆ **生地知母山药粥**

食材：生地黄、山药各 30 克，知母 15 克，粳米 50 克。

制法：将生地黄、山药、知母加水煮沸，取汁待用，粳米淘净后加入药汁，一同入锅煮粥即可。可每天服用。

功效：本方适用于头晕耳鸣、手心烦热、咽干面红的患者。如感觉身体困乏、提不起力，还可适当地增添党参、甘草，这两种食材具有补中益气、健脾化湿的作用，尤其适合于脾气虚引起的乏力、便溏或泄泻者。

（4）口干怎么办：口干是鼻咽癌患者唾液性损伤最突出的表现，一般在晨起、吃饭或说话时症状明显。

笔者在广东讲座时，曾有位鼻咽癌患者前来咨询，在和笔者交流的过程中，他不停地喝水，他告诉我，因为患病后进行放疗，导致唾液腺受损，口特别干，尤其是说话多了之后，口就更干，要不断地喝水才行。

因此，要多喝水，饮食要清淡甘润，可以口含话梅、罗汉果、橄榄等，刺激唾液分泌，减轻津液损伤。也可多食用枸杞子、石斛、麦冬、芦根、甜杏仁、玉竹、茅根等生津润燥的中药茶饮。

除了采用上述日常饮食建议外，还需要另外忌烟酒，严禁辛辣刺激、油腻之物，如火锅、芥末、葱、大蒜、韭菜、生姜、酒、辣椒、花椒、胡椒、桂皮、八角、小茴香、狗肉、羊肉、炸鸡、蛋糕等。

另外，要严格限制每天的食盐量，一般建议在 5 克以内，宜少不宜多。

每天适当地饮用生津茶，如西洋参、玄参、麦冬、天冬各 10 克。用 2 升水浸泡 30 分钟后煮沸，焖泡 10 分钟后饮用。如果还伴有咽喉肿痛的话，可适当添加蒲公英、玉竹，每天可分次饮用。

临床中，何裕民教授常主张这类患者可用新鲜的芦苇根、新鲜的茅草根、百合、马蹄、银耳等，榨汁饮用。既方便，又新鲜安全，有养阴生津之效。

保持口腔的清洁，可在每天晨起、进餐前后、晚上睡觉前含漱生理盐水或放凉的清热茶，每次 25 毫升左右，含漱时，鼓起腮部，头部前后左右摇动，使口中的液体能够充满整个口腔，每次含漱 30 秒左右吐出。

改正不良的生活习惯，如张口呼吸等。注意室内的温度和湿度，可使用加湿器，保持室内湿度在 60％ 左右，尤其对于夜间口干的患者，有较大的缓解作用。

味觉改变：饮食需对症调整

味觉能够刺激唾液的分泌，促进患者食欲，有利于患者对食物咀嚼、吞咽；对不同味道的感知与辨别，能够增进食欲，对患者享受食物美味以及改善自身营养状况有着至关重要的作用。有研究显示，味觉的改变与食欲下降呈正相关，能够直接导致患者食欲减退，能量、营养物质摄入不足，甚至激发患者焦虑、痛苦等负性情绪，影响患者的长期生活质量。

而放疗造成的唾液腺损伤可间接地导致患者对食物味道的感觉变弱，甚至味觉功能失常，严重的话，可能会出现对食物完全无味觉。

临床上不同患者的表现不同，可根据实际味觉改变情况，对不同味觉改变类型患者实施个性化的饮食指导。

对味觉缺失或减退者，可以在烹饪食物当中适当增添点调味品（如醋、糖、番茄酱等）或鼓励适当的使用少许柠檬片、葱、姜、咖喱等香料食物，有利于刺激患者味蕾，增强对食物的灵敏度，提高食欲；也可在每天的膳食中添加些味道较重的食物，如炒熟的洋葱、香菇等。

对一直感觉嘴巴有苦味或对苦味食物特别敏感的患者，要避免食用苦瓜、芥菜等食物，烹饪时可以适当增加醋或柠檬汁等酸味较重的食物进行调味；若持续出现苦味，应避免食用畜肉类食物，如瘦猪肉、羊肉、牛肉等，可适当选择鱼肉、奶类、豆制品等，多喝水，促进唾液的分泌，淡化对苦味的敏感度。

对口中常有金属味、口干的患者，建议将餐具换成塑料、玻璃或陶瓷制品，避免过多接触油漆或金属味重的环境；尽量不要饮用金属罐装的饮料和食品，避免加重对口中金属味的敏感；适当吃点酸类食物，如较酸的橘子、西柚、葡萄、柠檬水等；如果患病前喜欢吃泡菜的，也可以偶尔吃几口，这样不仅可以帮助缓解或消除口中的金属味道，还可以帮助唾液的分泌，促进食欲；平时还可偶尔口含薄荷糖或饮用薄荷水，用来改善口中异味。

对于味觉错乱（如甜味感觉出咸味、苦味吃出酸味等）的患者，需要减少调味品及香料等的使用，尽可能地保留食物原有味道，提高自身的味觉；可以在烹制肉类前，使用少量料酒、柠檬汁或果汁去腥，尽量做到食物色香味俱全，增加患者的食欲。

此外，锌能够与身体中唾液蛋白结合成为味觉素，不仅可以促进食欲，还有利于改善味觉的灵敏度，缓解味觉异常的问题。因此，建议患者在饮食中可适当增加富含锌的食物，如海鲜类、动物内脏、谷物坚果类（如胚芽、麦麸、燕麦、花生酱、花生）等。

吞咽困难：家庭自制匀浆膳

吞咽困难主要表现为吞咽时感觉喉咙里有异物、吞咽时感到咽部酸痛、食物无法正常下咽、进食时经常呛咳等。鼻咽癌患者在放疗后出现吞咽困难的比例达到 70%，持续时间也较长，一般为 1～2 年，一些年纪大的患者可能持续时间更久。

放疗会导致咽喉肿痛，甚至溃烂，如马来西亚羽毛球名将李宗伟被确诊为鼻咽癌后，在治疗过程中，喉咙完全溃烂，疼痛难忍，如果不喷麻醉药根本无法进食。因此，如果患者进食非常痛苦，可根据医生的建议，局部喷利多卡因以缓解疼痛。

在饮食上，首先，不宜选择稀薄的流质食物，这类食物进入口腔后缓冲小、流速快、不容易控制，再加上吞咽时咽喉部肌肉的自主反应，很容易引起咽部反流或加重呛咳。其次，建议将蔬菜和肉类切小段，煮烂，去骨后食用，尽量将食物制作得细软。临床上发现质地黏稠的半流质或细软的食物相对于稀流质的食物更易于在口腔中消化或咀嚼，如酸奶、煮熟烂的低纤维蔬菜、蒸熟的鸡蛋羹、苹果酱等。如实在无法进食固态食物，只能选择流质食物或平时需要饮水时，最好准备一根吸管，小口地喝，慢慢地吞咽，不宜一下子吸入过多。必要时也可充分利用料理机将食物打成泥状或制成浓稠的匀浆膳。

（1）如何制作匀浆膳：

➤ 准备一台料理机（破壁机），清洗干净，尽量做到灭菌消毒，平时不用的时候放置在干燥的地方。特别提示：很多人会忽略料理机的卫生问题，一般制作匀浆膳的过程中，食材比较杂，既有肉，又有菜，还有水果等，如果料理机没有清洗干净，食物残渣留在边角上，容易滋长微生物和致病菌，长久积累下的致病菌则会引起患者出现不良的胃肠反应，造成外源性食物中毒，引起并发症。

➤ 预处理食物。将各种备用食物清洗干净，去除食物中不能食用的部分，如肉去骨去皮、鱼去刺、蛋去壳，根茎、瓜果类蔬菜去皮、去核、去根茎，叶菜类选嫩叶等。

➤ 将所有预处理好的食物切成小块煮熟，主食用米饭（不宜用黏性大的米，如糯米）、馒头（馒头去皮，尽量使用低筋面粉，不建议添加过多的粗粮粉）、藕粉或白粥，蔬菜类洗净后沸水焯1分钟，切碎；然后将每餐所需要吃的食物混合放入料理机中，加适量的水一起搅拌，待食物全部搅成无颗粒的糊状后倒出，装在干净的锅内。

➤ 将锅放置火上烧煮，不停搅动锅内食物，以免粘锅，也可加入少许的食盐（每天 4 克以内）及植物油（每天 25 克以内），煮沸 4～5 分钟后，倒入已消毒好的容器中备用。特别提醒：煮沸过的食物中还有较粗的颗粒，则需要过筛。

如果患者对搅拌后的食物感觉到质地较稀薄或容易呛咳，可以根据患者吞咽困难的程度，适当添加半固化食物调节剂（又称为食品增稠剂或增稠粉，一般以果胶、黄原胶、瓜尔胶或藕粉等原料为主，常以固体饮料或粉剂的形式加入液体中，使液体的食物或容易呛咳的食物形成糊状或半固态的形式，方便吞咽），调配匀浆膳至合适的密度和黏性，帮助患者正常的吞咽。

在家里自制匀浆膳的时候，不建议将已经做好的匀浆再次煮沸食用，这样易引起食物的污染，造成腹泻、呕吐等胃肠道反应；对于有条件的家庭，可以采用家用巴氏消毒机来灭菌，但一般建议现配现用。进食时保持一口量，不宜一口吃太多，这样可以避免食物从口中漏出导致误咽；调整进食速度，细嚼慢咽，等前一口吞咽完成后，再进食下一口。当摄入不能满足营养需求时，可选择经过性状调整的口服营养补充剂来补充，如果是年纪大的患者，完全无法吞咽，则可根据医生建议，考虑是否需要选择管饲或肠外营养。

（2）膳食匀浆膳的推荐：

◆ **南瓜米糊**

食材：粳米 30～50 克，南瓜适量，水 250～300 毫升。

制法：先将粳米用冷水简单淘 2 次，用水浸泡半小时；南瓜削皮，切成小块，一同将食材倒入料理机中，加入适量的水位，盖上盖子，使用"米糊"功能即可。

◆ 黄瓜番茄莲藕汁

食材：黄瓜半根，番茄 100 克，莲藕半节。

制法：洗净黄瓜、番茄、莲藕（去皮），切小块，放入料理机中，盖上盖子，使用"果蔬"功能即可。实际根据患者的接受程度，考虑是否需要额外添加水。如若觉得打出来的果蔬汁有点凉，可以放入微波炉内加热 1～2 分钟。患者根据自身吞咽接受程度，适当加点山药、紫薯等根茎类食物增稠，重复多次搅打，使其呈现无渣稠状。

◆ 甘草茅根梨汁

食材：甘草 5 克，鲜茅根 20 克，梨 1 个。

制法：将甘草、鲜茅根浸泡半小时后煎汁待用，梨洗净削皮，切小块，将所有食材连同药汁一起倒入搅拌机中，反复高速搅打多次，直至没有明显的根茎，用纱布或滤网过滤，去渣留汁食用。

◆ 鸡肉泥

食材：去皮鸡肉 100 克，盐 1 克，植物油 5 滴。

制法：将鸡肉剁成碎状，用盐拌匀，加入适量植物油，放入锅中蒸熟后取出，放入料理机中高速搅拌成泥状，即可。如若感觉流质过厚，也可加入适量的温水拌稀。

◆ 双紫黑豆糊

食材：紫米 20 克，紫薯 20 克，黑豆 25 克，糯米 10 克。

制法：将紫米、糯米、黑豆提前浸泡，紫薯去皮切小块，再将所有处理好的食材一同放入料理机中，使用"米糊"功能，快速启动，结束后倒出，放凉食用。如若想要米糊更浓稠，可视自身情况增加紫薯量或糯米量；若想稀薄一点，可在制作时多加点水即可。

尽量食用温凉的食物，可将刚做好的食物冷却到室温，也可直接密封后立即放入冷藏，待需要食用的时候再拿出，这样有利于预防和缓解咽喉痛的症状。同时在食物的选择上，不要选择辛辣刺激类食物，戒烟戒酒。

（3）选择食物，也有讲究：除了食物性状上需要特别注意外，食物的选择也很有讲究，宜选用滋阴、清热、解毒的食物，如无花果、荸荠、甘蔗、茅根、西瓜、苦瓜、芝麻、莼菜、猕猴桃等。可以将这些食物做成汤水或半流质，如马蹄茅根汤。

◆ 马蹄茅根汤

食材：马蹄 10 个，新鲜茅根 100 克，瘦猪肉 200 克，生姜 1 片，盐少许。

制法：将马蹄去蒂、去皮，切厚片，洗净备用；新鲜茅根、瘦猪肉、生姜刮皮后分别用清水洗净，备用；加入适量清水，先用猛火煲至水滚，然后放入以上全部材料，待水再滚起，改用中火继续煲 2 小时左右，加盐调味，即可饮用。

功效：本方具有清热解毒、生津止渴、润肠通便的作用，适用于鼻咽癌吞咽困难者，既可以补充营养，又可缓解吞咽困难的症状。

不要食用坚果、饼干、干麦片、硬馒头、带刺的鱼、带皮或过硬的水果以及高粗纤维蔬菜等食物，这类食物可能会刺激到咽喉部位，加重吞咽困难。

（4）加强康复训练，促进吞咽功能：患者进行合理的康复训练，可以促进吞咽功能，更好地进食。主要包含两方面，一方面缓解吞咽困难，另一方面则改善张口受限的问题，如鼓腮、伸舌头、张口、闭口等动作。具体方式：患者每天依序做张口、闭口、鼓腮、吐气 4 个动作，然后再做咀嚼动作，活动下颌，最后再将舌头进行前伸和后缩，每天反复进行 3～4 次。

● **放射性皮炎：注意生活细节，可减少皮损**

显而易见，放射性皮炎则是一类接受放射性射线治疗而引起皮肤炎性损伤性病症。大部分的鼻咽癌患者在放疗过程中会马上出现皮肤局部刺痒、疼痛难忍、红肿，一般多在放疗疗程结束时达到最高峰，也就是最严重的时候，并且其所出现的症状严重程度与放射性射线照射的剂量有关。严重的患者甚至会导致皮肤溃烂坏死、红斑、皮炎等症状，所以根据皮炎的严重程度，饮食治疗上会有所不同。

（1）根据皮损分级，采取不同的饮食疗法：按照美国肿瘤放射治疗协作组织（RTOG）对急性放射损伤分级标准，把在放射治疗过程中所出现的皮肤损伤分为 5 级（表 5）。

表 5　放射性皮炎皮肤损伤分级

等级划分	症　状
0 级	局部皮肤无出现皮疹及不适。
Ⅰ 级	多在放疗开始的第 1～2 周出现，皮肤出现轻微的暗红色斑块、干燥性脱皮等。
Ⅱ 级	红斑比Ⅰ级增多，并且颜色较为鲜红，可能会出现片状式的湿性脱皮，会有少量皮肤色素沉着或水肿等。
Ⅲ 级	皮肤会出现融合性湿性脱屑、凹陷性水肿，可能会有水疱出现。
Ⅳ 级	水疱、分泌物渗出、皮肤疼痛不适、溃疡、出血、糜烂、皮肤坏死等。

根据患者出现的不同症状，我们建议：

如果处在 0 级或 Ⅰ 级的患者，首先，减少致敏性食物的摄入，常见的有牛奶、芒果、菠萝、鸡蛋、花生、麦麸、虾、蟹、扇贝、鳕鱼、鲑鱼、鲈鱼、蘑菇等。患者可根据平时食物过敏的情况，选择合适的食物，预防过敏性皮炎的出现，避免加重病情。其次，增加富含维生素 C 食物的摄入，如蔬菜中的大白菜、甜椒、油菜、西蓝花、菠菜等；水果中的酸枣、沙棘、玫瑰果、木瓜、人参果、桑葚等，一方面有利于提高免疫力，另一方面有利于缓解皮肤黏膜的损伤，促进皮肤修复。同时伴有口腔黏膜炎、进食量减少或营养不良的患者，建议合理地补充维生素 C 营养补充剂，弥补进食中食物摄入的不足，避免营养素缺乏。

如果情况进一步恶化，或因放射剂量过大等无法避免的原因，处在 Ⅱ 级或 Ⅲ 级的患者，此时一定要避免过多调味料的摄入，尤其是盐的摄入，盐中的高钠成分会造成体内水钠潴留，容易加重皮肤黏膜充血，引起水肿及皮肤的瘙痒。除此之外，像虾酱、鱼露、蚝油等高钠的调味品也需谨慎，尽量保持清淡型的烹饪方式，如蒸、煮、炖等。建议适当增加蛋白质的摄入，促进皮肤黏膜的生长和愈合，降低皮炎进一步恶化的风险，可适当选用鸡蛋白、鸡肉等动物性蛋白质，大豆及豆制品等植物性蛋白质。

当皮炎的严重程度达到 Ⅳ 级时，患者有严重的疼痛感，表征上会出现溃烂、出血甚至水泡黏液的渗出，此时在药物治疗的基础上，配合饮食治疗非常重要。建议患者禁食一切辛辣刺激的食物，如洋葱、韭菜、大葱、生姜、蒜、辣椒、尖椒、花椒、麻椒、藤椒、桂皮、肉桂、胡椒、八角、小茴香等；忌高糖（尤指蔗糖和高果糖糖浆）类食物，常见有甘蔗、糖果、巧克力、软饮料、蛋糕、饼干、甜甜圈、奶茶等，这类食物会促发炎症，导致血管内皮细胞发炎，加重出血、溃疡、皮肤糜烂等症状。

（2）补充充足的含锌类食物：锌是人体内多种酶的组成部分，参与体内生物化学的反应过程，充足的锌能够促进皮肤创面的愈合。锌广泛存在于贝壳类海产品及红肉、动物内脏中，坚果类、谷类胚芽和麦麸也富含锌，但患者在严重皮炎的情况下，建议避免海产品类的食物，可首选坚果类食物（未经过加工为宜），如西瓜子、南瓜子、花生等，含锌量也都比较高，每天可以食用 10 克左右；但植物性食物锌的吸收率没有动物性食物高，所以每天可选择 25～30 克的动物内脏，如猪肝、鸡肝、牛肝、鸭肝、鹅肝等，可做成粥、泥或与其他食物一起搭配烹饪，都是不错的选择。

不仅如此，动物内脏中还富含一种 B 族维生素——维生素 B_{12}。维生素 B_{12} 有修复血管内皮细胞的功能，可减轻血管痉挛和闭塞，改善局部血流循环，有利于缓解皮肤水肿，促进组织修复；另外，它可以直接作用于游离神经末梢，抑制痛觉传入冲动的传导，因此具有止痛作用。

（3）注意生活细节，可减少皮损：因为皮炎的症状多表现为外在，所以除了饮食上的干预外，皮炎表面的伤口也需要特别注意护理，避免不恰当的做法，以免加重皮损。平时注意尽量不要穿过于紧身的衣服，避免擦伤皮肤，在皮肤出现溃疡、糜烂的时候，切忌阳光直晒；洗澡或清洁皮肤时，切忌水温过高，应保持水温适中；保持皮肤的干燥，注意清洁，避免加重皮肤感染；如果感觉皮肤瘙痒，禁止手指抓挠；在未经医生允许的情况下，切勿用肥皂擦洗、剃毛及贴创可贴等，颈部皮肤尽量不要穿戴金属首饰、硬布料衣物或围巾；谨慎热敷，一切以医生的医嘱为准。

放射性脑病：减轻脑损伤，促进脑神经生长

虽然随着放疗技术的提高，鼻咽癌患者的 5 年生存率已明显提高，但放射性脑病仍然是鼻咽癌放疗后最严重的并发症之一，并且由于放射性脑病缺乏典型的临床及影像学特征，所以对其早期患者的诊断以及治疗都比较困难，于是它也成为放疗后并发症中导致死亡的主要原因。

放射性脑病（radiation encephalopathy，REP）又称放射性脑损伤（radiation-induced brain injury，RIBI），是头颈部恶性肿瘤放疗最常见的并发症之一，其发病率为 2％～8％。所致的脑损伤常会导致患者神经功能受损，严重影响患者的生活质量及寿命。更遗憾的是一旦发病，无法逆转。

（1）利水消肿，减轻脑损伤：由于患者发病后病理改变多为脑水肿和脑损伤，饮食上建议增加利水消肿的食物，如冬瓜、茯苓、薏苡仁、绿豆、香蕉、玉米须、羊栖菜、赤小豆等，如果患者颅内高压或者脑水肿特别严重，还需额外控制每天的饮水量，并且保持饮食清淡，严格控制盐的摄入，轻症患者保持在每天 3 克以下甚至更少，重症患者应采取少食或不食腌制或含钠丰富的食物，如腊肉、腊肠、咸菜、腐乳、海蜇、味精、酱油、海参、豆瓣酱、味噌、咸鸭蛋、油菜、苔菜、芹菜、茴香、皮蛋、含碱馒头等。

（2）膳食富含 ω-3脂肪酸，健脑、促进脑神经生长：放射线引起脑部损伤而导致的脑部神经功能障碍，容易使患者出现走路不稳、智力减退、记忆力下降、头晕、头痛、性格和情绪的改变及肢体功能障碍，所以需要额外添加健脑、促进脑神经生长的食物，如坚果和鱼类。这些食物富含不饱和脂肪酸，尤其是 ω-3脂肪酸中的 α-亚麻酸，它可以衍生为二十碳五烯酸（EPA）与二十二碳六烯酸（DHA），这两者是重要的脑营养因子，可促进大脑神经发育，这类食物对调节注意力和认知能力有很好的帮助。

如果能够正常进食或只出现轻微症状的患者，不妨每周增加1~2次的鱼肉，如深海鱼（三文鱼、绯鱼、凤尾鱼、秋刀鱼等）；每天补充一掌心的坚果（核桃、松子、花生等）；对于一些身处内陆，购买深海鱼不方便的患者，从食用油中摄取 α-亚麻酸是最简便、最方便的方法。如紫苏油中含 α-亚麻酸约60%，亚麻籽油中约含50%，核桃油中含量也超过12%，因此，从食用油中摄取是非常不错的选择。

（3）调整情绪，食物显身手：有些患者在情绪上的转变也会非常大，比如原本性格和善，现今咄咄逼人；以往精力旺盛，如今萎靡不振，对事情提不起兴趣，等等。这时不妨在膳食中增加点稳定情绪的食物，如百合、龙眼肉、莲子、酸枣仁等，有养心安神的作用；糙米、猪肉、黄豆、黑豆及杂豆类（绿豆、鹰嘴豆、赤小豆、扁豆）、花生、鸡肝等，这类食物含有丰富的B族维生素，能够调节新陈代谢，增强神经系统的功能，有消减烦躁的作用，并且还可缓解神经衰弱、忧郁和失眠。

平常可将这些食物一起搭配做成粥品或汤品等易于吞咽、易于消化吸收的食谱，有利于放射性脑病患者食用。

◆ **莲子龙眼汤**

食材：莲子肉 20 克，龙眼肉 10 克。

制法：将莲子肉泡软待用，随后将莲子肉加适量水炖煮，即将熟时加入桂圆肉，再稍煮 2～3 分钟即可，放凉饮用。

◆ **酸枣仁黑豆粥**

食材：酸枣仁粉 20 克，黑豆 25 克，粳米 50 克。

制法：将黑豆与粳米洗净，加入适量的水一起煮至黑豆开花，放入酸枣仁粉搅拌后，再煮 2～3 分钟即可，盛起放凉即可食用，也可根据自身口味加入少许的盐和糖。但对于脑水肿患者，需遵循医嘱控制每天的饮水量，因此，可将其食物做成软点。

◆ **酸枣仁发糕**

食材：面粉 250 克，发酵粉少许，酸枣仁粉 20 克，红糖少许。

制法：将红糖用水化开，再将糖水加入面粉、发酵粉、酸枣仁粉中，不断搅拌，多次少量的加水，和成面团后发酵 2～3 小时，再揉均匀，放入蒸笼上，即可。

如果患者生活不能自理，无法正常自主进食或处于昏迷、休克等状态，则需要遵医嘱，结合实际情况采用肠内营养与肠外营养相结合或完全肠外营养的形式补充营养。

分泌性中耳炎：牢记这些饮食忠告

放疗是治疗鼻咽癌的首选方法，在放疗中其咽鼓管、中耳等结构都会罹受射线的伤害，因此放疗可引起耳部尤其是中耳的损伤，以分泌性中耳炎发病率最高。据报道，放疗前没有分泌性中耳炎的鼻咽癌患者，在放疗后分泌性中耳炎的发生率超过了50%，在后续的治疗过程中可能发生严重的耳鸣、耳聋、耳闷塞感等症状，伴随血管、结缔组织的变性和不断纤维化，会造成耳道粘连闭锁和鼓膜穿孔等现象，进一步促使耳蜗毛细胞逐步坏死，表现为感音性、传导性或混合性耳聋，严重影响患者的生活质量。

建议患者用生理盐水或过氧化氢溶液鼻腔吸洗法，利用患者主动吸气行为将生理盐水或过氧化氢溶液在鼻咽及鼻腔形成负压时吸进，呼气时排出，能保持咽鼓管咽口的清洁和通畅，有助于咽鼓管功能的恢复。此外，还需要注意保持外耳道清洁、干燥，不要随意自行掏挖，洗澡或游泳时用棉球堵住外耳道口。

（1）牢记几点饮食忠告：①避免辛辣刺激性食物，如辣椒、胡椒、芥末、孜然、烟、酒等，这类食物有辛散助热的作用，会使患者内热加重，导致病情加重。②忌食肥腻厚味食物，如奶油蛋糕、火锅、麻辣烫、肥肉、海参等，这类食物容易聚湿生痰，助热化火，造成体内湿热内盛，加重中耳炎症状。③不吃生冷之品，如冰冻饮料、冰凉果品和冰淇淋等。这些冷冻之品易伤脾胃，使脾胃吸收功能受损，从而降低人体免疫力。④不吃热性补药，如人参、鹿茸、牛鞭、附子、高良姜等，过于滋补反而容易造成对中耳的刺激。

（2）中药加饮食调整，疗效佳：中耳炎患者应补充适量的胡萝卜素、维生素，以增强抗病毒、抗感染的能力，但不可过量。茄子性凉、味甘，能清热凉血、消肿解毒，还含有大量的维生素 C，有抗感染的功效；芥菜能解毒防癌、抗菌消肿，有利于中耳炎患者的康复；丝瓜有清热败火、解毒消肿的功效，对中耳炎有缓解功效。临床中常碰到鼻咽癌放疗后中耳炎的患者，何教授运用中药干预，嘱以饮食调整，往往疗效甚佳。

有一位患者，71 岁，老先生于 2018 年 2 月常规体检时发现肺部有毛玻璃结节影，经进一步检查，确诊为鼻咽癌肺转移。西医建议行肺部病灶手术治疗，鼻咽部放疗，并同期配合化疗。患者放疗 25 次后，出现耳鸣，听力下降，耳道有脓性分泌物排出。遂找何裕民教授进行中医药治疗，经何裕民教授诊断，患者为放疗后引起的中耳炎。询问其平时生活及饮食习惯，是因放疗后并未注意耳道的清洁及饮食调整，造成中耳炎的情况进行性加重，直至出现耳鸣、听力下降才有所察觉。

何裕民教授予以中药汤剂补益肝肾、宣通耳窍，并告诫其注意耳道卫生，每天用过氧化氢溶液清洁。调整饮食作息时间，清淡饮食，多吃水果蔬菜，如丝瓜、茄子、毛豆、黄瓜、番茄、生菜、百合、苹果、梨、无花果等；可以多吃豆类、香菇、平菇、鱼、虾等。1 个月后，患者前来复诊，告知耳鸣症状减轻，听力渐复，且耳道已无脓液。

癌因性疲乏：益气补血，缓解焦虑

癌因性疲乏是临床恶性肿瘤常见的症状之一，是一种由肿瘤或抗肿瘤治疗引起的令人不安的、持续的身体、情感和/或认知方面的主观的疲劳感觉及精力衰竭感，并干扰日常生活及功能。据报道，鼻咽癌患者放化疗期间疲乏发生率高达100%，并且常会间接地影响患者的情绪，如焦虑、抑郁等。

（1）加强蛋白质和多糖类的摄入：对于这类患者，首先应从身体上的疲乏开始。在现代研究中，营养不良导致的体力或精力不足、体重下降也会诱发癌因性疲乏。所以，需加强蛋白质与多糖类食物的摄入，如香菇、蘑菇、灵芝、山药、大豆、豆腐、鸡肉、鱼肉、藕等，炖汤、煮粥、泥糊都是不错的方式，而且大豆及豆制品中富含5-羟色胺和色氨酸，有利于稳定情绪，缓解焦虑、抑郁和失眠等情况。

（2）益气补血，缓解疲劳：如果感觉气虚乏力，容易气喘、呼吸短，可选择食用益气类食物，如黄芪、山药、大枣、茯苓、小麦等；面色苍白、口唇色淡的血虚患者，可适当添点当归、枸杞子、熟地黄、龙眼肉、猪血、猪肝、阿胶等补血类食物。

结合自身情况选取上述食材制成保健药膳。

◆ **芪合大枣汤**

食材：黄芪10克，干百合5克，大枣5～8粒。

制法：将黄芪、干百合分别用水浸泡后，与大枣一起放入壶中煮沸5～10分钟，放凉饮用，亦可将其汤汁放入米中煮粥。

功效：此方可益气养阴补血，特别适合于鼻咽癌之疲劳乏力、口干、贫血的患者。

◆ **香菇芋艿粥**

食材：芋头50克，干香菇5克，粳米100克，糖或盐少许。

制法：干香菇泡发切丁，芋头削皮切小块，粳米洗净加水，将香菇丁和芋头块一起放入米中，待芋头炖烂，米煮开花即可，可根据自身口味，加入少许的盐或糖。

功效：本方适合于常腹泻、体虚、乏力的患者。

李某，女，39岁，2019年确诊为鼻咽癌，因颈部淋巴结肿大和鼻部出血频繁就诊，在确诊前3个月内发生2次肺炎，且有痰中带血的情况。后经西医进一步检查确诊为鼻咽部未分化癌，属于恶性程度很高的癌症类型。经过磁共振增强扫描检查，确定肿瘤侵犯双侧头长肌，伴中颅底骨质侵犯，左上颈、右中颈淋巴结转移。西医建议先是使用GP（吉西他滨+顺铂）3个疗程，再加6个疗程的泰欣生（尼妥珠单抗）靶向治疗，再配合根治性的放疗。原本治疗方案的同步化疗，因为患者反应太大，进行了一个疗程后不得不被迫停止继续化疗，遂求诊于何裕民教授中医药治疗调整。

何裕民教授综合患者的舌苔、脉象，予中医药治疗调理，改善患者的一般状况后，继续配合西医治疗，期间不间断地继续配合中医药治疗，同时饮食也做了相应的调整。何裕民教授建议患者多食黑豆、黑米、山药、瘦肉、鱼类、桑葚、莲藕、沙棘果、枸杞子等，调整作息，并推荐给患者一些食疗方。经过几个月的同步放化疗，李某的病情得到了控制，各种不适症状，尤其是乏力、体质虚弱得到缓解，进入随访观察阶段。

化疗期：守护健康的保卫战

化疗多为晚期局部复发性鼻咽癌的姑息性治疗方法，但仍被很多患者所接受。与其他癌肿的化疗相似，化疗期的副作用多表现为消化道的一些不适症状，如恶心、呕吐、腹泻等。

首先，要确定患者是否能正常进食以及胃肠道是否能正常的消化和吸收。对于自身体质弱，反应特别严重，且无法正常摄入食物的患者，需及时将自己的进食情况和不良反应告知医生及专业营养师，根据医嘱考虑肠内营养或肠外营养。

如果患者能够经口进食，建议患者及家属尽可能将食物制成半流质或松软的状态，如前面章节具体提到的料理机制作方法（匀浆膳食），以方便患者进食，补充营养。如患者出现恶心、呕吐、胃口浅、食欲不振的情况，可以在制作过程中添加点偏酸的食物，如柠檬汁、醋、乌梅汁等，以刺激唾液分泌，增进食欲。

如化疗期间恶心、呕吐特别严重，可选择暂时性禁食3～4小时；待症状缓解后可给予少量浓稠点的流质食物，如稠米汤、饺子汤、面片汤等，待无任何反应时可少量食用易消化的干性食物，如花卷、小馒头、软米饭、拌面条等。如恶心、呕吐持续时间长，则需咨询医生，考虑给予肠外营养。

很多患者在化疗时容易发生味觉异常，具体的饮食建议可参考本文相关章节。除此之外，患者还应注意保护口腔健康，预防口腔干燥，平时尽可能地多饮水，每天2000～3000毫升为宜；如果出现口腔干燥，可每天用生理盐水漱口，还可在每天的饮用水中适当添加橘皮、西洋参、金银花、乌梅等，起到生津止渴的作用，以缓解症状。

防治鼻咽癌，中医药有奇招

临床上，对于鼻咽癌患者，何裕民教授一直提出，如果能够早期及时发现鼻咽癌，并接受合理的治疗，中西医结合并举，往往预后还是很理想的，5年生存率能达到70％，是恶性实体肿瘤里预后较好的类型之一。

中医药早期介入且长期使用，不但能抗肿瘤，还可减轻放化疗的副作用，改善放化疗引起的严重功能障碍和生活困难。坚持运用中药2～3年后，往往放疗的副作用可消失，生存质量良好。但若不注意及时运用，或无法坚持运用，则效果往往会大打折扣。鼻咽癌放疗后若不借助中医药调整的，大多存在着一些难受的症状。

中药：抗癌，提高机体免疫力

中医药不仅能抗癌，有效控制鼻咽癌的发展，提高机体免疫力；并且对治疗有增敏作用，还能防治所致的各种毒副作用。

白花蛇舌草味微苦、甘，性寒，是岭南地区常用的特色中草药，可清热解毒、消痈抗癌、利湿通淋，其提取物能显著抑制鼻咽癌细胞的增殖，具有良好的抗鼻咽癌效应。也有研究证实，白花蛇舌草对鼻咽癌细胞具有放射增敏作用，可增加放疗的疗效。

麦冬味甘、微苦，性微寒，具有润肺养阴、益胃生津、清心除烦润肺的作用。麦冬可以有效促进鼻咽癌患者的唾液分泌，改善放疗后的口干症状。有许多研究证明，沙参麦冬汤能有效改善鼻咽癌患者放疗后吞咽困难的症状，减轻唾液腺的损伤。一项小鼠实验中证明，麦冬中的皂苷可以改善因特定的放射线和化疗造成的白细胞减少，能够有效地提高免疫力。

地黄味甘、苦，性寒，可清热凉血、养阴生津。研究认为，地黄饮子汤可以辅助鼻咽癌放疗，提升鼻咽癌患者的免疫力，有助于提高肿瘤消退速度和完全消退率，还能减少并发症，具有减毒增效的作用。

玄参味苦、咸，性寒，可清热养阴、解毒散结。研究发现，玄参多糖具有一定的抑制肿瘤活性和增强机体免疫功能的作用，可用于早期鼻咽癌火毒困结型患者。有研究发现，生地黄、玄参均具有扩张血管，降低毛细血管的通透性，抑制血管内皮的炎症反应，缓解放疗后的皮炎、黏膜损伤反应的作用。因此，可以将玉竹、麦冬、玄参、生地黄各取少许，一起搭配煲汤、煮茶，也特别适合放疗期及放疗后的患者。

中医药改善放疗副作用

两年前，赵先生得了鼻咽癌，一直在一家大型医院接受放疗。最近，医生告诉他肿瘤已得到基本控制，可以回家休息，定期来医院复查。可是，离开医院的赵先生一点也高兴不起来。因为，肿瘤虽然被控制了，但他双颊发黑，口干舌燥，口腔溃疡，最痛苦的是张嘴受限，上下牙之间只能伸进一个手指尖。这些症状从放疗开始后便逐渐加重，他曾向主治医生诉说他的痛苦，但医生说没关系，这是放疗反应，放疗患者都是这样。现在放疗结束了，这些并发症也加重了，连吃饭、喝水都困难了。无奈之下，赵先生找到了何裕民教授，采用了中医药治疗。经过较长时间治疗，赵先生的症状现在已经改善，生活质量基本不受影响。

类似赵先生的情况较为常见。我们的经验是肿瘤患者一旦确诊后就应及时考虑中医药治疗。不管是作为主打疗法也好，配合治疗也好，总之，合理的中医药治疗越早介入越好。

只有持久，才能佳效

老李，2005 年，患鼻咽癌伴颈项淋巴结转移，放疗后就一直在何裕民教授处进行中医药治疗。他原本嗜烟，治疗后声音嘶哑，口干舌燥，伴便秘、失眠，此乃放疗"火毒"灼伤之故。约 3 年后症状基本消失，恢复良好，嗓门还特别大，此后还不时用中医药调理。后因儿子在美国结婚生子，2012 年老两口随儿子定居美国，未再运用中医药善后。

2019 年的一天，他突然重新出现在门诊，何裕民教授已辨认不出老李。因为放疗后续反应，老李脸部肌肉已明显变形，嘴角开张不利，面部畸形，极端口干舌燥，就连喝口水都不行，呛得厉害。老两口悔不该出国定居，既生活不便，又没法坚持中医药治疗，遗患无穷！

放疗与化疗不同，化疗副作用常短期内达高峰，以后可长期持续存在，但大多由于机体自身修复之故，副作用常逐步递减。而放疗，多数人初期感觉不明显，2～3个月后开始感觉明显；且可能由于灼伤组织的瘢痕化并不断收缩、僵化，无法自我修复，会持续进展，引起周边未灼伤组织的相应反应，少数人一直发展到变成"铁面人"一样。鉴于此，对于放疗副作用的防范，必须自第一时间开始，且要持续不断地运用中医药及摄入大剂量维生素C和新鲜果蔬之类的手段。

学会感同身受，减轻患者痛苦

鼻咽癌患者常常要接受放疗，有些人因此而患上"空鼻症"，出现鼻咽干燥，肺部难受，鼻子堵塞，精神恍惚，睡不着觉，甚至呛咳阵阵；有人因此而抑郁，他们在描述症状时，常常用"生不如死"来形容。

何裕民教授有一位女性鼻咽癌患者，准备接受放疗。医生告诉她放疗后颚顶部会被破坏，可能出现咳呛频作，很难受！她开始没有体验，同意了。后来看见一位患同样疾病的女性，放疗后生不如死，吓坏了，来找何裕民教授。何裕民教授建议，不妨先中医药治疗，有改善就中医药走下去；不行，再放疗也不迟。她觉得可以接受，一个月、二个月、半年、一年，耳鼻喉科检查，创面有缩小。她很满意，说至少我这一年活得不错。

其实，从空鼻症引出一系列更重大的话题：治疗后"病好"了，症状反而加重，这类治疗值得不值得？显然，很难简单回答！

医生应该学会感同身受。西方格言：只有生过病的医生，才是好医生！我们看的不仅仅是病，更应该看到人，生病的人，癌症治疗中也同样。

西方哲学家图姆斯因病住院，感受颇深。她大声对医生嚷嚷："医生，你只是在观察，我却在感受！各种痛苦是我在感受中！凭什么我的感受不重要，你的观察才重要！你的检查结果才是科学的证据？"

因此，创伤性治疗在选择前切记：三思而行，认真评估后谨慎行之！

服用中药期间的饮食禁忌

由于鼻咽癌的主要治疗方式为放疗，所以大多会出现皮肤表面红肿、口腔黏膜疼痛溃烂、口干、喉咙疼痛等表现，所以在服用清热解毒、生津养阴类中药时，如玄参、夏枯草、半枝莲、金银花、白茅根、黄芩、麦冬、生地黄、白花蛇舌草、菝葜、连翘、野菊花、山慈姑等，不宜食用辛辣刺激或助热伤阴的食物，如火锅、芥末、葱、大蒜、韭菜、酒、辣椒、花椒、胡椒、桂皮、八角、小茴香、狗肉、羊肉、炸鸡、蛋糕、荔枝、阿胶等。

服用扶正补气药，如麦冬、黄芪、陈皮、党参、女贞子、当归、白术、白芍、西洋参等，不宜与破气、降气的食物同食，如白萝卜、青皮、枳实等。

如果将治疗期称为速战的话，那治疗后的康复过程则是一场没有硝烟的持久战，通过不同方式慢慢击破"敌人"（癌细胞），直至胜利。所以，如果想要拥有更好的生活质量，减轻鼻咽癌患者康复期的痛苦，就必须慢攻，且面面俱到。何裕民教授提倡"智慧治癌"，运用合理的科学手段，来达到提高鼻咽癌患者生存率，改善鼻咽癌患者生存质量的目的。

鼻、口腔护理

鼻咽癌放疗常于鼻、口、咽 3 个部位，常会出现鼻腔出血、水肿、鼻腔粘连，导致鼻塞、口腔黏膜溃疡、生疮、咽喉部位肿痛等问题。这些问题都需要及时地对其进行护理，避免症状加重。临床研究显示，鼻咽癌患者通过清洗、含漱等护理方式，有利于其远期生存质量，预防并发症的发生。

鼻腔：平时定时进行鼻腔冲洗，可采用专业鼻腔洗剂；在每天洗脸时尽量使用稍温或偏凉一点的水，以免出现或加重鼻腔出血；如果已经发生鼻腔经常性出血，可以每天适当地补充点富含维生素 C 的食物，如柠檬、猕猴桃、酸枣仁、菠菜、冬枣、刺梨、樱桃、草莓等。维生素 C 能够促进胶原蛋白的合成及伤口的愈合，当维生素 C 缺乏时，胶原蛋白合成不足，则会造成伤口愈合慢，毛细血管壁脆性增加，从而导致出血。患者鼻腔出血非常严重的话，则可以遵医嘱适当补充维生素 C 或接受其他药物治疗。

口咽腔：将每天使用的牙刷更换成细软型或儿童牙刷，这样可防止牙刷过硬刮擦口腔；尽量使用防敏感牙膏或使用专业牙齿脱敏剂来替代牙膏，以免造成牙龈或口腔出血；进餐前后用生理盐水或漱口液含漱，可避免口腔中有害菌的滋生，以免出现或加重口腔黏膜炎；亦可每天饮用一杯蜂蜜水，不过血糖异常或糖尿病患者则不宜饮用；如若口腔黏膜炎严重，导致口腔疼痛，可以适当补充 B 族维生素（主要存在于小米、燕麦、玉米、小麦、大麦、鸡蛋、大豆等），尤其是维生素 B_{12}（主要存在于鸡肝、猪肝、猪肉、鱼肉、禽肉等），这些食物有利于缓解疼痛，并且可以促进皮肤黏膜的愈合。

除此之外，还可以使用一些含有清热解毒类中药成分的含漱液，如将蒲公英 35 克，薄荷 5 克，金银花 20 克，加入 1000 毫升的水煮沸 30 分钟后，过滤药渣，取汁冷却，装入瓶中或杯中盖好，每天餐前餐后含漱 30 秒。此方中的三种药材都为药食两用之品，薄荷具有疏风散热、通窍的功效，其中薄荷油富含薄荷醇和薄荷酮，通过含漱可以对皮肤黏膜有镇痛、抗感染、利咽喉的作用。蒲公英多糖、金银花中的挥发油及有机酸成分有很好的抗菌、泄热消炎、疏风、止血等作用，不仅可以很好地缓解口腔、咽喉肿痛，对于鼻腔出血、鼻塞等问题，也有很好的疗效。

情志干预，事半功倍

鼻咽癌患者一方面要忍受治疗带来的并发症的痛苦，如失声、声音嘶哑、进食困难、听力下降、头晕、耳鸣等；另一方面需要面对治疗上的经济压力、社会上的交往恐惧等，往往会导致患者出现心理上的一些问题，如焦虑、悲伤、失眠等。所以，患者家属需要针对实际情况，给予患者一定的疏导和正能量的支持。

家属可以陪同患者一起多参与鼻咽癌知识座谈会，鼓励患者在此过程中与病友交流，也可以加入一些鼻咽癌患者交流群，提高患者应对疾病的能力和对疾病的接受度，能够帮助他们更好地接受日常生活。

向患者正确详细地讲解鼻咽癌相关知识，如预防和治疗方法、常见不良反应、平时需要注意的事项等，帮助患者正确认知癌症和病情，消除对疾病的误解和迷茫，缓解患者惊恐、过于忧虑、焦虑的情绪。

> 李某是中学老师，干什么事都力争上游，因此获得了优秀教师、特级教师等荣誉。临退休前，李某因脓鼻涕夹带一点血丝，经检查后，明确为鼻咽癌，先进行了化疗。有一次化疗，用了点铂类药，李某反应特别大，经抢救后才稳定下来，也因此不敢再化疗了。恢复一段时间后，医生继续给她上放疗，没想到三四次下来，局部放射损伤厉害，实在受不了。医生商量后，也没有其他办法。她则宁可死都不做放疗了，只能通过中医药来调整。何裕民教授认真检查后，没发现转移征兆，同意仅用中医药调整，但同时也发现她严重焦躁，做任何事都心急火燎的；信奉的是"一万年太久，只争朝夕"精神，遂在给她调整全身的同时，着重帮助她控制情绪，改善焦虑状态。一段时间后，李某因药物加心理治疗，血涕症状没加重，体重有所增加，心绪也有所好转。现十三四年过去了，虽没有再查

体（她拒绝查体），但一切不错，性格也大有改观，老同事都说她像换了个人似的。其实，有时候心急火燎，既可能是癌变的触发因素，也可能是有碍康复的重要环节。至少，中医学认为，鼻咽癌很多情况下可能是心肺之火上炎导致，控制焦躁，是稳定病情的重要一环。

对于焦虑、晚上入睡困难、容易烦躁的患者，建议家属积极地倾听患者的不良情绪和担忧，与患者交流正面积极的话题，多说一些鼓励患者的言语，使其建立治疗信心。当患者出现情绪不好的时候，可以通过散步、绘画、音乐、书法等多种方式转移其注意力，帮助患者消除不良心态，让患者放松下来。临睡前可以泡泡脚，喝杯牛奶，有助于入睡，缓解焦虑；如果白天睡眠时间较长，应适当地缩短白天的睡眠时间。

运动康复训练

基本训练法

日常生活中，鼻咽癌患者的康复除了每天清洁鼻和口腔、饮食干预、心理疏导等自我管理外，患者至少应在接受完治疗后的 2 年内持续进行头颈部的功能训练。

头颈"米"字操：患者慢慢地进行颈部的前伸、后仰、左右侧屈及旋转，待习惯后，用头颈写"米"字操。即以头作笔，头部摆动到极点为止，心中默念"点、点、横、竖、撇、捺"，增强颈部运动的趣味性和依从性。

张口训练：努力张口，尽自己的最大能力张口，好比打哈欠的样子，每次坚持 5 秒再放松。可每天早中晚各做一组，一组做 50～60 次。

鼓腮运动：口与唇紧闭，努力鼓气，使两边腮部鼓起，坚持 5 秒后再放松。每天可做 20～30 次。

发音训练：按顺序发 /ɑ/ /yi/ /wu/ /fu/，尽可能使每个发音平稳地延长，每个音重复 5～10 次，每天训练 10 分钟。

● 系统性吞咽训练

虽然随着医疗的不断进步，鼻咽癌患者的生存率不断提高，但肿瘤本身和治疗带来的副作用仍然影响着大部分患者的生活质量。所以，随着运动康复训练越来越普及，针对鼻咽癌患者吞咽困难、经常性呛咳和咽喉异物感的问题，也出现了一些专业性的康复锻炼，如门德尔松手法（Mendelsohn maneuver）、费力吞咽（Effortful swallow）和声门上吞咽（Supraglottic swallow）等，这些康复训练专门训练咽喉神经肌肉功能，促使它们能够正常发挥作用，不妨每天尝试训练。

（1）门德尔松手法（图 3）：门德尔松手法是一种借助外力的手法，通过手来握住喉部不放，从而延长咽部的开口时间，诱导舌骨上肌的激活，是一种比较常见的咽喉部肌肉训练方法。

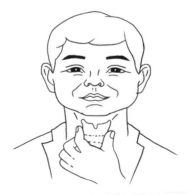

图 3　门德尔松手法

操作方法：在喉部抬高时（可以对着镜子观察喉结的位置，当喉结上移的时候即可）有意握住喉部，保持 5 秒不动后，放开。每天重复进行 3 组，每组 10 次。

这种方法可以增强咽部的收缩功能和持续时间，改善咽部在吞咽食物时肌肉的协调性和吞咽时间，能够有效避免食物进入食管后出现误吸，有助于食物顺利进入食管。

（2）费力吞咽：费力吞咽动作是一项增强舌根吞咽功能的训练，是为了在吞咽的时候，能够用舌根推动咽喉，从而将食物用力挤压下去，使得食物更有力地通过咽部，减少在咽喉部位的食物残留，避免误吸和呛咳。有研究显示，如果想要刺激咽喉部位的肌肉、增加咽喉肌肉力量和恢复吞咽功能，至少需要训练 6～8 周。

操作方法：将舌头紧紧地贴到上颚，与此同时，用力将舌头往上颚的方向挤压，然后尽可能用力地做吞咽动作（图 4）。每天 3 组，每组 10 次。如果中途感觉累了，可以休息几秒再继续。

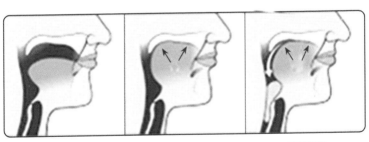

放松舌头　　　用力将舌头　　　尽可能做
　　　　　　　抵住上颚部位　　吞咽动作

图 4　费力吞咽方法

（3）声门上吞咽：声门上吞咽是一种大多数患者都能掌握

的训练方法，主要目的是保护气管，提高气管的正常功能，能够使食物安全地进入食管中，从而避免食物吸入气管中。这种训练方法还可以使患者通过咳嗽的方式，顺利地排出咽喉部的残留食物，避免堵塞。

操作方法：先吸一口气，然后憋住；在憋气的同时，尽可能地做吞咽动作；做完吞咽动作后立即尽可能地用力咳嗽或者清嗓子，待所有动作完成后，再正常的呼吸（图 5）。完整的动作结束记为一组，每组重复 10 次，每天 3 组。

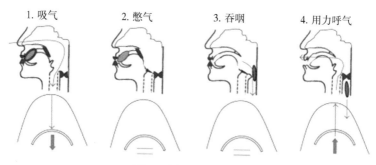

图 5　声门上吞咽方法

以上 3 种动作训练的方式和部位不同，所以建议患者每天 3 种动作共同配合训练，每天做 3 组，每组每个动作做 10 次。如果刚开始身体无法承受，则可以选择其中一个动作来做，循序渐进地训练。

当然，除了以上 3 种具有针对性的功能训练外，日常也可以做一些有氧运动，如散步、太极拳、八段锦、快走、瑜伽等。有研究显示，运动锻炼有利于鼻咽癌患者缓解癌性疲乏、焦虑、抑郁等负性情绪，降低并发症发生率，并且在提高生活质量方面也有积极的作用。不过需要注意，运动强度需保持轻度，略微流汗、气喘即可，避免因为呼吸过促，造成鼻腔出血。

七

民间传闻要甄别

鼻咽癌患者因为口腔、鼻咽部常出现各种不适，影响了进食，由此而出现营养不良者不在少数。临床上患者也有很多饮食疑惑，如鼻咽癌患者咸菜一点都不能吃吗？鼻咽癌稳定期，饮食不需要禁忌太多吗？颈部组织纤维化怎么办？……这些疑问常常困扰着患者。针对患者的一些饮食误区和困惑，笔者结合何裕民教授多年的临床经验和一些权威研究，提出相关建议，以供读者参考。

腌制品一点都不能吃吗

何裕民教授有一位广东的患者，是个 50 多岁的公务员，2019 年 9 月来何裕民教授处求诊，自诉 1 个月前参加单位年度体检验血时，发现感染 EB 病毒，后被怀疑患了鼻咽癌，进一步检查后确诊为鼻咽癌中期。据这位在广东生活了 30 多年的患者说，在体检之前身体并无任何不适，却被查出患了鼻咽癌，感到非常吃惊。在日后的治疗中，患者胃口很差，因此问何裕民教授：我一直喜欢吃咸鱼、咸菜，现在吃东西没胃口，喝粥配一点咸菜，可以吗？

前文已述，鼻咽癌在广东地区发病率居全国之首，该病的发生与广东地区人们喜食广式咸鱼有一定的关系。

正如上面这位患者所纠结的，腌制品不好，但是自己吃饭没胃口，想偶尔吃点咸菜增加食欲，到底能不能吃？

其实患者不必这么纠结，对于鼻咽癌患者，在放化疗期间往往胃口较差，胃肠道消化功能较弱，在喝粥的同时，偶尔配点咸菜，能增加患者胃口，改善食欲，只要不是天天吃，偶尔且少量吃一点，未尝不可。但是在食用这些腌制食物时，要注意以下几点：

（1）据科学测定，咸菜在开始腌制 3～8 天后，亚硝酸盐的含量达到最高峰，20 天后基本消失。所以建议吃咸菜时，最好是腌制 1 个月以后再食用。

（2）吃腌制食物前，可用水煮 2 分钟，或用热水清洗一下，可在一定程度上去除腌制食物中的亚硝酸盐。

（3）维生素 C 可在一定程度上防止胃中亚硝酸盐转化为亚硝胺，所以在吃腌制食物时，可以适当多吃点富含维生素 C 的食物，如新鲜的绿色、橙色、黄色的瓜果和蔬菜等。

稳定期饮食不需要禁忌太多吗

我们先来说个案例，也是给此类患者的一个忠告！

何裕民教授有个鼻咽癌患者，身体比较强健，发病时

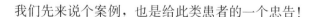

颌下有双侧淋巴转移，做了放化疗。经过何裕民教授的中药调理，控制得很好。开始的时候他很害怕，因为看到有部分同病房的人先后去世了，所以严格遵守何裕民教授的医嘱，很注意饮食和服药。控制了 5 年以后，由于家里经济条件比较好，又误认为已过了 5 年了，吃什么都不受影响了，就放松了警惕。到欧洲旅游了一圈回来以后，没出现什么不良症状，又到北美洲走了一圈，海鲜、牛羊肉等都放开了肚子吃。回国后不久，两侧颌下淋巴又肿大了，经查，有可能是转移。因为他已经做过放化疗了，所以这时候何裕民教授建议他先用中药外敷，加中药内服调理，看肿大的淋巴能不能消掉。但是必须严格控制饮食，一定要清淡。最后，这位患者的病情总算控制住了。现在，他再也不敢放开乱吃了。

像这类情况，临床很是常见。我们是刚刚从农耕社会走过来的民族，我们的肠胃还只能适合比较清淡的、谷物类的食物。临床的很多病症其实都是富营养化的结果，特别是高脂和动物蛋白质类的食物，往往是癌细胞繁殖的触发因素，或者可能促使癌症加速发展。因此，我们必须强调吃得清淡，这才是康复的关键。

许多东西的确很有营养，但也不能滥补。癌细胞摄取营养的能力高于正常细胞，在这种情况下，你需要的是踩刹车。国外有一种治癌方法，叫"饿死癌细胞"。我们不太主张断章取义去"饿死癌细胞"，我们总的原则是要科学饮食，控制癌细胞。所以，建议鼻咽癌患者在饮食上以清淡为主，以能够充分吸收营养为主，包括手术后、康复期也一样。其实，今天城市里的健康或亚健康人群，在饮食方式上，同样应该以适度或清淡为宜，不能掉以轻心。

竹笋是"发物"吗？鼻咽癌患者能吃吗

竹笋，在我国自古被当作"菜中珍品"，一年四季都可以吃到，但唯有春笋、冬笋味道最佳。烹调时无论是凉拌、煎炒还是熬汤，均鲜嫩清香，是人们喜欢的佳肴之一。比如春笋烧腊肉、干烧春笋、鸡炖笋、竹笋香菇汤等菜肴，深受广大食客朋友的喜爱和青睐。

中医学认为，竹笋味甘、性微寒，无毒，具有清热化痰、益气和胃、治消渴、利水道等功效。现代研究认为，竹笋富含蛋白质、氨基酸、脂肪、糖类、钙、磷、铁、胡萝卜素、纤维素等成分，尤其是含有在蛋白质代谢过程中有重要作用的谷氨酸和维持蛋白质构型的胱氨酸，是营养丰富的保健蔬菜。竹笋还具有低脂肪、低糖、多纤维的特点，食用竹笋不仅能促进肠道蠕动、帮助消化，还能去积食，改善便秘。

关于竹笋引起肿瘤复发的证据不足。竹笋可以健脾开胃，促进消化，增强食欲。因此，一般地说，偶尔吃点不会有影响。但是竹笋性寒，不建议过量食用，以免造成脾胃不适。

无鳞鱼能不能吃

来自宁波患有鼻咽癌的张女士曾经问何裕民教授：我日常

饮食很爱吃海鲜，但是，近来听患友说，无鳞鱼是发物，最好少吃，真的是这样吗？

鱼不仅好吃美味，容易消化，而且营养价值高，对人体有很好的滋补作用。所谓无鳞鱼和有鳞鱼，只是鱼种不同而已，两者在营养价值上并没有很大的差别。一般来说，无鳞鱼大部分生活在深海里，主要为鳗鲡目的鱼种，比如海鳗和海鳝等；很多人以为，海鱼中的鲳鱼和带鱼是无鳞鱼，实际上它们都是有鳞鱼，只是鱼鳞细小、不易被发现而已。淡水鱼中的泥鳅和河鳝也属于无鳞鱼。没有科学证据证明，食用无鳞鱼后有明显的"发"的表现。

在日常饮食中，以无鳞鱼制成的菜肴，如泥鳅豆腐汤、素炒鳝鱼丝、鳝鱼煲、香煎鳗鱼、豆豉蒸海鳗等，一直深受人们的喜爱。

当然，因无鳞鱼含有较高的胆固醇和脂肪，所以鼻咽癌伴有血液胆固醇偏高的患者尽量少吃。

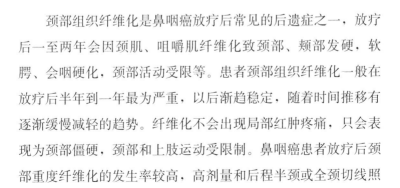

颈部组织纤维化怎么办

颈部组织纤维化是鼻咽癌放疗后常见的后遗症之一，放疗后一至两年会因颈肌、咀嚼肌纤维化致颈部、颊部发硬，软腭、会咽硬化，颈部活动受限等。患者颈部组织纤维化一般在放疗后半年到一年最为严重，以后渐趋稳定，随着时间推移有逐渐缓慢减轻的趋势。纤维化不会出现局部红肿疼痛，只会表现为颈部僵硬，颈部和上肢运动受限制。鼻咽癌患者放疗后颈部重度纤维化的发生率较高，高剂量和后程半颈或全颈切线照射是主要的影响因素，一旦发生，则治疗效果不佳，严重影响患者的生活质量。

39岁的周先生是个健身爱好者，其岳母是何裕民教授的老患者。2017年3月上旬，周先生偶然发现自己的右侧颈部有包块。因为不痛不痒，性格大意的他也并未放在心上，一直以为自己只是上火，"我当时想着会自己消掉"。后来包块越长越大，周先生的岳母发现了女婿的脖子不对劲，就把他带到了何裕民教授的门诊，何裕民教授建议先完善西医相关检查，再行下一步的诊疗。

经过上海肿瘤医院验血、鼻咽CT、鼻咽部穿刺活检等一系列检查，病理组织化验的结果显示：鼻咽癌（鳞状细胞癌），并且已经发生了颈部淋巴结转移，需要放化疗同步进行，并配合中医治疗。但在西医放化疗都结束之后半年，周先生在每次面诊中都一直强调颈部紧绷感明显，且转头受限，何裕民教授除了叮嘱其放平心态以外，建议他平时少吃油腻的食物，多食用蔬菜水果及优质蛋白质，多补充水分，适量吃一些坚果，保证充足的睡眠，适量运动，避免劳累，日常清洁后可以擦一些润肤油/霜之类护肤品等。经过一段时间的调理，周先生颈部不适症状明显减轻。

放疗后的鼻咽癌患者体质虚弱、易于疲劳，在此期间需注意休息，保持营养物质和液体的充分摄入。放疗结束后的恢复期，可以通过主动活动或被动活动来缓解颈部肌肉的僵硬、板滞。主动活动可以进行一些颈部肌肉的功能锻炼，使颈部症状逐渐缓解。被动活动主要有推拿按摩、理疗、热敷等，使颈部的肌肉放松，从而减轻纤维化的症状。平时也可以适当地进行一些肩颈部的康复训练，也能辅助改善肌肉纤维化的症状。除了必要的功能锻炼之外，饮食方面需食用柔软易消化之品，避免坚硬或难咀嚼的食物。

反复性偏头痛是鼻咽癌的早期信号吗

根据前文所述，鼻咽癌患者会出现头痛的症状，而头痛在人群中的发病率很高，很多人就会担心了，经常头痛是否有可能是鼻咽癌的信号呢？

先说个案例吧，或许能让大家对头痛引起重视！

何裕民教授的一位患者家属，姓张，男，66岁。2016年开始出现偏头痛的症状，症状持续了两年多，为了缓解头痛，他自行购买止痛药服用。长此以往，不但偏头痛没有得到根治，而且他的胃也受到影响，还导致胃溃疡并出血。2020年，他的妻子因为患有乳腺癌在何裕民教授处就诊，妻子病情控制良好。但张先生多处就诊均无较好的效果，遂求诊于何裕民教授。何裕民教授询问了病史，结合张先生的舌苔、脉象及刻下一般状况，建议他到耳鼻咽喉科做进一步检查。经鼻咽MR检查发现，高度怀疑是鼻咽癌，后经病理检查确诊。原来偏头痛的罪魁祸首竟是鼻咽癌，病属中晚期，经过何裕民教授的中医药治疗和西医放化疗后，目前状况良好。

那是不是偏头痛就一定是鼻咽癌呢？

当然不是！

偏头痛可见于很多疾病，如哮喘、焦虑症、抑郁症、癫痫、中风等。临床中鼻咽癌的常见症状有鼻塞、出血、耳闷、耳聋、头痛、颈部淋巴结肿大等，其中以颈部淋巴结转移为首发症状者最多见。如果出现这些症状，应该提高警惕，尽快到耳鼻咽喉科就诊，明确诊断。

鼻子经常出血，是不是就是患了鼻咽癌

很多人流鼻血，尤其是短时间内反复流鼻血时，大都会担心自己是不是患上了鼻咽癌？其实，流鼻血虽然是很多鼻咽癌患者的一个症状，但鼻出血不代表就一定是鼻咽癌。

鼻出血为耳鼻咽喉科的常见急症，病因多样，可由鼻病引起，亦可由全身性疾病引起。全身原因有上呼吸道感染、高血压、动脉硬化、血液病等；局部原因有利特尔区黏膜糜烂、鼻中隔偏曲及鼻部肿瘤等，鼻出血多为单侧，亦可以为双侧。

对于中老年高血压及动脉硬化者，由于其血液微循环障碍，血中红细胞含量增多，引起血液黏稠度增高，血流减慢，加之中老年患者血管收缩能力差，导致中老年人容易出现鼻出血，且多表现为严重的顽固性鼻出血。

对于鼻中隔偏曲及鼻中隔利特尔区黏膜糜烂引起的鼻出血，多与过敏性鼻炎有关，但此类型鼻出血量不多，多在门诊就医后通过滴鼻、服药，控制过敏性鼻炎后均能缓解。当然鼻中隔解剖原因也是鼻出血原因之一，鼻中隔黏膜较薄，在强烈

的外界环境刺激下（如强气流冲击、寒冷、干燥气流和沙尘及空气污染等环境下）黏膜容易受损，引起出血。

对于肝硬化患者的鼻出血，多考虑肝脏是合成凝血因子的重要场所，在保持血液正常的凝血功能中起着重要作用，肝硬化患者多伴随不同程度的肝细胞受损，从而导致凝血因子的合成异常，引起凝血异常，出现鼻出血。

临床中鼻咽癌首发症状为鼻出血者不在少数，但鼻咽癌引发的鼻出血，大部分会出现在鼻咽部肿瘤出血量比较大的时候，血有可能从鼻腔、前鼻孔流出来。此外，鼻咽癌患者在流鼻血的同时还伴有其他症状，如听力下降、头痛、复视、颈部肿块等。虽因流鼻血确诊鼻咽癌的案例很少，但是老年人如果反复流鼻血，应去耳鼻咽喉科就诊。

鼻出血的临床治疗以对症治疗为主，也就是紧急止血，预防再次出血。但传统治疗方式如鼻腔填塞、激光、药物烧灼止血等，效果并不理想。对于非肿瘤性流鼻血者可以选用一些滋润的药膏，滋润鼻中隔黏膜，保持鼻腔湿度，避免干燥，平素多饮水，避免在冷空气多的地方逗留时间过长，而对于一些高血压、肝硬化等导致的出血，要多注意控制血压、降低血脂，避免血管硬化。

日常生活中经常流鼻血者应该注意戒掉挖鼻孔的习惯。日常饮食宜选用清淡而富含维生素、蛋白质、矿物质的食物，如荠菜、青菜、马兰头、藕、苹果、香蕉、雪梨、萝卜、白茅根、芦根、绿豆等。忌食辛辣刺激温热的食物，如韭菜、牛羊肉、狗肉、烧烤、火锅、烟、酒等。

"以毒攻毒"：别被误导

现在临床中医运用"以毒攻毒"治疗癌症的不在少数。

现代中医的"以毒攻毒"观念一方面受传统影响，另一方面受现代西方医学影响。比如肿瘤治疗常用的手术、放疗、化疗三种常规手段，体现了一种"征服"的策略。许多中医也投身到"以毒攻毒"的研究中来，甚至乱用"以毒攻毒"治疗癌症，有些患者也深受"以毒攻毒"的影响，在缺乏医生的指导之下，乱食蝎子、蜈蚣、斑蝥之类的有毒中药，就是典型的例证。

笔者在广东地区举办过多次讲座，当地曾有患者告诉笔者：自己患有癌症，也算是病急乱求医，听信传言说蝎子、蜈蚣之类的虫类中药可治疗癌症，就找民间郎中开药方，药方中用了大量的蝎子和蜈蚣，甚至自己用蝎子煲汤食用，后来出现明显的肝肾损伤。

中药有很多毒药的毒性是明确的，但是否有抗癌作用，常常需要打问号。而且毒性较大的中药对肝、肾的损伤可以说是致命的。如果在没有临床医生指导的情况下服用有毒中药，更是不可取！

图书在版编目（CIP）数据

精准饮食抗癌智慧. 生了鼻咽癌，怎么吃 / 孙丽红，王立国主编. — 长沙 : 湖南科学技术出版社，2022.12
ISBN 978-7-5710-1993-8

Ⅰ. ①精… Ⅱ. ①孙… ②王… Ⅲ. ①鼻咽癌－食物疗法 Ⅳ. ①R273.059

中国国家版本馆 CIP 数据核字(2023)第 005481 号

JINGZHUN YINSHI KANG'AI ZHIHUI SHENG LE BIYAN'AI, ZENME CHI

精准饮食抗癌智慧 生了鼻咽癌，怎么吃

主　　编：孙丽红　王立国
出 版 人：潘晓山
责任编辑：梅志洁
出版发行：湖南科学技术出版社
社　　址：长沙市芙蓉中路一段 416 号泊富国际金融中心
网　　址：http://www.hnstp.com
邮购联系：0731-84375808
印　　刷：长沙新湘诚印刷有限公司
　　　　　（印装质量问题请直接与本厂联系）
厂　　址：长沙市开福区伍家岭街道新码头 9 号
邮　　编：410008
版　　次：2022 年 12 月第 1 版
印　　次：2022 年 12 月第 1 次印刷
开　　本：880mm×1230mm　1/32
印　　张：5.25
字　　数：104 千字
书　　号：ISBN 978-7-5710-1993-8
定　　价：38.00 元

饮食防癌抗癌速查表

类别	口腔癌	鼻咽癌	食管癌	肺癌(吸烟者)	肺癌(非吸烟者)	胃癌	胰腺癌	胆囊癌	肝癌	肠癌	乳腺癌(绝经前)	乳腺癌(绝经后)	卵巢癌	子宫内膜癌	宫颈癌	前列腺癌	胃癌	膀胱癌	皮肤癌
薯类			▲	▲	▲	▲	▲		▲	▲	▲	▲				▲			▲
含膳食纤维食物			▲	▲	▲	▲	▲		▲	★	▲	▲	▲	▲		▲			▲
全谷物食物			▲	▲	▲		▲			★	▲	▲							▲
绿色蔬菜	▲	▲	▲	▲	▲	▲	▲				▲	▲	▲						
十字花科蔬菜	▲			▲	▲														▲
非淀粉类蔬菜	▲	▲	▲	▲	▲	▲					▲	▲	▲						
大蒜			★			★				★						▲			
水果			▲	▲	▲	▲	▲		▲										
柑橘类水果				▲	▲	▲										▲			
豆类			▲	▲	▲	▲										▲			
坚果										▲									
菌菇类																			
高剂量β-胡萝卜素补充剂			■	●															
胡萝卜素/类胡萝卜素食物			▲	▲	▲	▲					▲	▲							
含番茄红素食物			★	▲	▲	▲			▲							★	▲		
含维生素C食物				▲		▲								▲		▲			
含硒食物																■		■	
黄曲霉毒素								■	■		■	■	■	■		■	■	■	
辣椒						●				●	▲	▲	▲			■			
红肉				●						●							■		
加工肉制品							▲			●			▲			■	■		
鱼		●	▲								▲	▲							
广式腌鱼																			
熏制食物			▲																
烧烤食物				●	●													●	●
牛奶			▲	▲	▲		▲		▲	▲	▲	▲				▲			▲
乳制品				▲						★						■			
盐和腌制品	●		●	▲		●				★	★	★		★					●
甜食	●		●			●						●							▲
快餐	●					●			●			●							
含砷饮用水																			
绿茶	▲		▲	▲	▲				▲	▲			▲			▲			
高温饮料	●		●									★							
含糖饮料										★	★	★	▲	★					
维生素E			▲								▲					▲			
体育锻炼			▲						▲	▲	▲	▲		▲					▲
吸烟	●	●	●		●	●	▲		●						●	●			
酒类	●		●		●	●		●	●	●	★	●	▲	★	●	■	●		●
久坐										●									
肥胖	●		●	●	●	●	●	●	●	●	●	●	●	●	●	●	●	●	●
腹部肥胖										●									
哺乳							★		★		★	★		★					
咖啡	▲									★	▲		▲	★					▲
含钙食物																■			

注：该表由何裕民教授领衔的中医学和合学派专家团队，在40多年饮食抗癌研究的基础上，结合新版《饮食、营养、体育活动和癌症》指南研制而成。全球视角：